Dr A. PABEUF

DES

TÉRATOMES DU TESTICULE

(CONTRIBUTION A L'ÉTUDE DE CES TUMEURS)

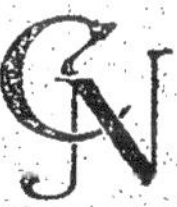

PARIS
C. NAUD, ÉDITEUR
3, RUE RACINE, 3

1903

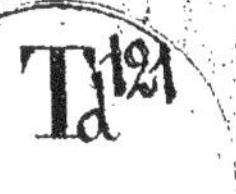

Dr A. PABEUF

DES

TÉRATOMES DU TESTICULE

(CONTRIBUTION A L'ÉTUDE DE CES TUMEURS)

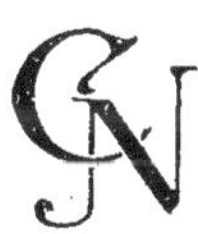

PARIS
C. NAUD, ÉDITEUR
3, RUE RACINE, 3

1903

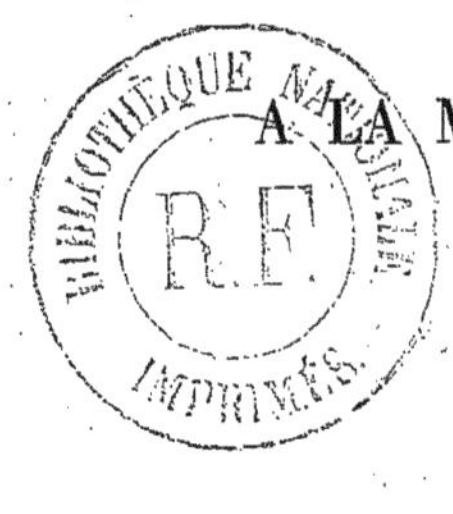

A LA MÉMOIRE DE MON PÈRE

A MA MÈRE

A MA SOEUR

A MA FAMILLE

A MES AMIS

A MON PRÉSIDENT DE THÈSE

M. LE PROFESSEUR LE DENTU

PROFESSEUR DE CLINIQUE CHIRURGICALE
MEMBRE DE L'ACADÉMIE DE MÉDECINE
OFFICIER DE LA LÉGION D'HONNEUR

A MES MAITRES

DES TÉRATOMES DU TESTICULE

On a décrit dans le testicule ou en connexion avec cette glande des tumeurs complexes formées par des éléments anatomiques d'un ordre histologique plus ou moins élevé et susceptibles par leur organisation de produire des fragments des divers tissus de l'organisme. La constitution et le siège en même temps que la rareté de semblables productions morbides, étaient de nature à soulever de multiples discussions, et en raison même du grand nombre des théories qui ont été proposées, des définitions très différentes sont venues s'ajouter les unes aux autres. Ce serait entrer trop avant dans le sujet que de vouloir dès maintenant expliquer la définition qu'il convient de donner à ces tumeurs ; toutefois, il est permis de les classer sous le nom générique de Tératomes expression qui a l'avantage d'établir clairement leur nature sans préjuger en rien de la théorie pathogénique capable d'expliquer leur formation; et, s'il nous arrive parfois, avant d'avoir discuté cette pathogénie, d'employer ici le terme de tumeur « incluse », nous entendons n'exprimer par là qu'un fait clinique en employant seulement ce mot dans le sens que lui donne son étymologie.

Le fait qui doit nous préoccuper avant tout autre est

le siège de la tumeur par rapport à la glande génitale ; peu de questions ont donné lieu à autant de controverses, car, si dans une première période on a décrit ces tumeurs comme issues du parenchyme testiculaire, les travaux de Verneuil ont été le signal d'une véritable réaction, et il a toujours été enseigné depuis ce moment que le testicule était étranger à la production morbide ; ce n'est que depuis un petit nombre d'années que pareille opinion a cessé d'être classique. Il a été observé tant en France qu'à l'étranger un certain nombre de tératomes très nettenent caractérisés qui permettent d'établir que contrairement à l'opinion reçue, la glande génitale est presque toujours directement intéressée et que souvent dans l'albuginée qui sert de membrane limitante il n'est plus possible de retrouver d'éléments spermatogéniques. Notre maître, M. le P[r] agrégé Mauclaire ayant eu l'occasion d'observer et d'opérer l'an passé un tératome du testicule, a eu la bienveillance d'attirer notre attention sur ces faits et nous a engagé à en faire l'objet de notre thèse : l'étude de pareille question est une tâche bien lourde pour nous et nous craignons de ne donner aujourd'hui qu'un travail incomplet. Nous nous sommes efforcé d'apporter dans cette thèse l'esprit de méthode que nous avons vu notre maître appliquer sans cesse, tant dans ses leçons cliniques que dans l'examen des malades ; nous nous souviendrons des excellents conseils qu'il n'a cessé de nous prodiguer, qu'il veuille bien accepter l'expression de notre respectueuse gratitude, nous lui devons beaucoup.

M. le P[r] Le Dentu a bien voulu accepter la présidence de cette thèse, c'est un nouveau titre à notre reconnaissance ; nous sommes heureux d'avoir pu travailler longtemps dans son service à l'hôpital Necker et d'avoir profité ainsi de son précieux enseignement. Nous lui adressons nos remerciements sincères.

Nous sommes heureux de nous souvenir que c'est dans le service de M. le Pr Tillaux que nous avons commencé nos études, nous les avons continuées chez MM. les Prs agrégés Quénu et Letulle et chez M. le Pr Kirmisson ; que ces maîtres toujours indulgents veuillent bien accepter nos remerciements ; nous nous efforcerons de toujours mettre en pratique leurs judicieux conseils.

C'est à la clinique Baudelocque, dans le service de M. le Pr Pinard que nous avons fait notre stage obstétrical, nous avons contracté là une grosse dette de reconnaissance envers notre maître.

Nous ne sommes resté que peu de temps auprès de M. le Dr Arrou, chirurgien des hôpitaux, nous avons pu apprécier son bienveillant enseignement ; qu'il nous permette de ne pas l'oublier !

Que notre compatriote, M. le Dr Choyau, ex-interne des hôpitaux de Paris, chevalier de la Légion d'honneur, veuille bien accepter ici l'hommage de notre profond respect ; pendant toute la durée de nos études, il n'a cessé de nous donner des preuves de sa bienveillance, nous nous félicitons de le compter parmi nos maîtres.

HISTORIQUE

En raison même de l'étude que nous nous proposons, nous ne saurions en faisant l'histoire des tératomes testiculaires ne citer que les observations des cas où la glande génitale est elle-même intéressée ; puisque pareille localisation a été niée, il nous faudra, par conséquent, pour beaucoup d'entre elles discuter la nature et le degré de connexion du tissu glandulaire avec la production pathologique.

C'est à une époque relativement récente que l'attention des chirurgiens et des anatomistes fut attirée sur les tumeurs de ce genre.

La première mention qui fut faite d'une tumeur contenant des débris fœtaux date de l'année 1666. Verneuil rapporte que vers ce moment Duverney aurait dit qu'il « peut se trouver dans le scrotum des masses polypeuses auxquelles le hasard peut donner la fausse apparence de fœtus ». Nous trouvons dans la « collection académique » la relation peu scientifique d'une tumeur du genre de celles qui nous occupent et qui est due à Luc Schrœkius le fils. La première observation absolument certaine que nous possédions vient de Saint-Donat et remonte à l'année 1697 : ce cas curieux attira, et à juste titre, l'attention des médecins de l'époque et dut donner lieu à de multiples discussions, car Pierre Amand qui la rapporte dans ses *Observations sur l'art des accouchements* s'exprime ainsi à son sujet : « Je sais que des hommes célèbres tant dans la médecine que dans la chirurgie ont déjà parlé de ce fait dans leurs écrits ; cependant comme j'ai été le premier à la signaler à l'attention de MM. mes Confrères de la Communauté de Saint-Côme, je tiens à la rapporter ici même. » Plus tard, Meckel cite dans le *Journal complémentaire des sciences médicales*, les deux cas observés par Schumacker vers 1740 ; Capadose, Highmore, puis Dupuytren se préoccupent de la question, mais c'est à partir de Geoffroy Saint-Hilaire que l'étude de ces tumeurs entre dans une phase véritablement scientifique. Dans son traité *des Anomalies* Geoffroy Saint-Hilaire, ajoutant aux cas connus les deux observations de Prochaska, classe d'une façon définitive les tumeurs en question parmi les monstruosités ; il les fait siéger dans la glande génitale elle-même et leur accorde comme origine un phénomène « d'inclusion abdominale », résultat d'une grossesse double au cours de laquelle un des fœtus a pénétré dans l'abdomen de son frère, où il s'est développé d'une façon rudimentaire.

Ollivier d'Angers, reprenant la question en 1827, après Friedlander, rapporte deux observations assez complètes, celles de Diétrich (1817) et Ekl-Fatti (1824) et, au nom d'une commission dont il fait partie avec Ribes et Velpeau en 1833, il adresse un Mémoire à l'Académie de Médecine à propos de la très importante observation d'André de Péronne. Un nouveau cas observé en 1840, par Velpeau, vient attirer l'attention sur ces tumeurs ; à peine exposée par Boyer, la question est longuement étudiée par Szokalski et Cruveilhier, puis par Pigné (1846). Lebert, dans son Mémoire à la Société de Biologie (1852), remanie complètement cette étude, abandonne la théorie de « l'inclusion » jusqu'alors seule admise et crée de toutes pièces la théorie de « l'hétérotopie plastique » au moyen de laquelle il analyse et explique les observations de L. Corvisart, Duncan et Goodsir, Meckel (1818). Patu.

En 1855, le Pr Verneuil observe dans le service de Paul Guersant un cas de tumeur des bourses contenant des débris fœtaux et écrit sur *Inclusion testiculaire* un travail qui est resté une des études les plus importantes que nous possédions sur la question. Reprenant l'histoire de ces tumeurs depuis les premiers cas connus, il laisse à dessein de côté un certain nombre d'observations peu sûres et trop incomplètes, il analyse sévèrement les dix observations que la littérature médicale et son expérience personnelle lui apportent, et en tire des conclusions rigoureuses. Rappelé à la question une seconde fois en 1878, il nous rapporte dans un Mémoire à la Société d'anatomie sept nouvelles observations, celles de : Bockel (1876), Verneuil et Labbé (1858), Tilanus, Heschl (1860), Spiess (1861), Geinitz (1862), Lang, et nous fournit quelques détails sur les pièces des collections de Giessen et Gœttingen. Reprenant ses affirmations formelles de 1855, Verneuil continue à déclarer que si théoriquement, la monstruosité incluse « peut se produire au milieu même du parenchyme testiculaire, les faits jusque-là décrits, même ceux qui semblent les plus favorables, ne prouvent pas que ce phénomène se soit réellement produit », et il reste convaincu que « l'inclusion intratesticulaire est encore à démontrer », et, cette opinion devait rester classique. C'est à cette résolution que pour la troisième fois, Verneuil devait encore se rattacher, lorsque Nepveu fit en 1880, à la Société de Chirurgie, un rapport où il apportait à la littérature médicale la contribution de quatre nouvelles observations, celles d'Erischen (1852), Kalning (1876), Mac Ewen (1873), Pilate (1880).

Depuis 1880, un certain nombre de cas se sont produits, mais n'ont pas été réunis, en France tout au moins ; M. Lannelongue présentait à ce moment, à la Société Anatomique un enfant porteur d'un néoplasme des bourses dont le diagnostic présentait de nombreuses difficultés. Nous notons, en 1885, la très importante observation de MM. Cornil et Berger sur laquelle nous aurons à revenir et dont Monod et Terrillon dans leur *Traité des maladies du testicule*, font la base de leur argumentation au chapitre des kystes dermoïdes de la glande génitale.

Presque simultanément Power et Pollard observaient, l'un à Londres, l'autre à Edimbourg deux cas dont l'un présente un grand intérêt ; en France un certain nombre de tumeurs bien décrites ont été extirpées par M. le P^r^ Le Dentu (1890), MM. Broca (1893), Reclus (1894), Chevassu (1898) ; plus récemment M. le Dr Coville nous donne dans la *Revue Internationale de Chirurgie et de Médecine,* deux nouvelles observations. Au mois de mai 1902, M. Mauclaire a eu l'occasion d'examiner dans le service de M. Brun, à l'hôpital des Enfants-Malades, un jeune enfant porteur d'un tératome du testicule ; et c'est la reproduction de la tumeur enlevée qui figure à la fin de notre travail. En dehors de ces différentes observations que nous avons pu analyser, nous en signalerons un assez grand nombre dues pour la plupart à des médecins étrangers ; nous ne sommes pas malheureusement en mesure d'apporter beaucoup de détails sur ces cas, et sur la plupart, nous ne pouvons fournir que des indications bibliographiques ; citons, en Suède, une observation de Santesson (1875) ; en Amérique, Van Hooks et Doods (1891), Manley (1900), H. Moris (1902), H. Carey (1) (1902) ont eu l'occasion d'observer plusieurs tératomes du testicule. Clarke et Pearce Gould (1894-97) en Angleterre observent des tumeurs du même genre ainsi que Roncalli et Koslowski en Allemagne (1892-97) ; enfin Arloing, en France, décrivait en 1886 une tumeur de même nature développée sur le testicule d'un cheval. Nous passons sous silence plusieurs kystes très complexes décrits à Rome par Feliciani et Rosi, et qui ne rentrent qu'imparfaitement dans le cadre de ce travail. Il nous a été impossible de nous procurer les différentes revues où ces divers cas ont été relatés ; les quelques renseignements que nous possédons sur quelques-uns d'entre eux seront fournis au cours de notre étude.

Nous nous trouvons donc en présence de quarante-sept observations de tératomes testiculaires ; nous n'avons pas la prétention d'avoir réuni là tous les cas connus et bien que ces tumeurs soient assez rares, nous sommes

---

(1) C'est à l'extrême obligeance de M. le Dr Mouchet, chef de clinique chirurgicale à l'hopital Necker, que nous devons cette dernière indication bibliographique ; nous aurions voulu le remercier en apportant à ce sujet des faits précis, mais nous n'avons pu nous procurer le « *Bulletin of John Hopkins hospital* » ; qu'il veuille bien nous excuser.

convaincu qu'il en existe un beaucoup plus grand nombre épars dans la littérature médicale. Toutefois, à côté des observations que nous avons eu la faculté d'examiner, il serait possible de citer quelques cas moins certains et sur lesquels il n'existe que des renseignements très incomplets. Verneuil nous apprend que vers 1840, au moment même où, en France, Velpeau opérait son malade, une tumeur contenant des débris fœtaux fut extirpée des bourses, en Amérique. Verneuil eut, lui-même, dans le service de Malgaigne l'occasion de voir un enfant de deux ans qu'il ne put examiner autant qu'il l'eût souhaité et qui portait une tumeur du testicule susceptible probablement d'être classée parmi celles qui nous occupent. On trouve également, dans la glande génitale mâle, un certain nombre de tumeurs contenant des débris cartilagineux et osseux, du type de celles qu'Astley Cooper a longuement décrites ; parmi ces tumeurs, quelques-unes seraient probablement capables de sortir de la classe des enchondromes et des néoplasmes kystiques pour figurer parmi les tératomes : l'anatomie pathologique et la pathogénie montrent le grand degré de parenté qui les unit.

En résumé, dans les quarante-sept observations qu'il nous a été permis de colliger, nous comptons indistinctement les tumeurs qui se sont développées au sein du parenchyme glandulaire lui-même et celles qui n'étaient qu'adhérentes plus ou moins intimement à l'albuginée ; quelques-unes d'entre elles même se trouvaient en dehors de la vaginale ; et lorsqu'à la suite de l'analyse qui va suivre, nous aurons éliminé toutes celles qui n'étaient pas nettement intratesticulaires, nous n'aurons plus à présenter que neuf observations.

ANATOMIE PATHOLOGIQUE

L'étude de l'anatomie pathologique des tumeurs dont nous venons de parler se divisera en deux parties bien distinctes :

Nous examinerons d'abord les rapports de ces tumeurs avec la glande génitale, et dans un deuxième paragraphe, nous étudierons la nature macroscopique et histologique de ces différentes productions morbides.

I. — Il est un certain nombre de cas qu'il nous est facile d'éliminer sans entrer dans une longue discussion, ce sont ceux où la tumeur siégeait réellement dans le scrotum, en dehors du feuillet pariétal de la tunique séreuse. Parmi ces faits nous citerons en premier lieu celui de Velpeau chez lequel la vaginale put être respectée à l'opération ; à ce fait, nous ajouterons celui qui concerne la pièce de la collection de Giessen, où l'on voit la tumeur siéger sur la face externe de la tunique vaginale d'un testicule de chevreuil ; la même disposition se retrouve dans la tumeur extirpée par M. Reclus, ainsi que chez le malade de Pollard, chez celui de Feliciani. A côté de ces faits nous ferons figurer les tumeurs dermoïdes qui se développent dans le raphé périnéo-scrotal, dans le raphé scrotal, telles que celles qui ont été décrites par MM. Reclus, Mermet, ainsi que celles que montre Marcadier dans sa thèse ; Rosi, en Italie, Willet, en Angleterre ont signalé un certain nombre de faits analogues.

En dehors des cas où la tumeur siège indiscutablement dans le testicule lui-même, on constate le plus souvent que tumeur et glande génitale sont incluses dans une même enveloppe, la vaginale, et ce fait présente une très grande importance, car, ainsi que l'a fait observer Verneuil, « si le testicule lui-même est étranger à la production morbide, il peut être atrophié par son voisinage ou plus ou moins altéré par le travail inflammatoire dont la tumeur devient le siège ». Ce phénomène a été une cause fréquente d'erreur et a créé des difficultés d'interprétation impossibles à résoudre; mais, quoi qu'en pense Verneuil, l'inflammation n'est pas la seule cause de l'état précaire où se trouve parfois le tissu glandulaire, et celui-ci est dans quelques cas directement intéressé, il peut même avoir complètement disparu. Pour nous, nous ne compterons pas comme intraglandulaires un grand nombre de tumeurs qui, à un examen sommaire, peuvent sembler devoir être considérées comme telles (et ceci s'applique surtout aux premières observations citées): nous tiendrons comme douteuses et non concluantes toutes celles où l'albuginée ne recouvre pas d'une façon certaine les divers éléments de la tumeur.

La première observation connue, celle de Saint-Donat, est trop peu explicite pour nous permettre de l'apprécier réellement; on nous dit bien que l'on dut inciser « les tuniques propres du testicule », mais on trouva dans un coin de la masse « une manière de testicule semblable au jaune d'un œuf dur dans son blanc, sans aucune altération de la substance ». — La première observation que nous donne Prochaska semblerait plus concluante puisque, dès la naissance, l'enfant présentait dans l'aine une tumeur qui fut prise pour une hernie ; cette tumeur dépendait évidemment du testicule, mais pouvait n'être que paraglandulaire. Les détails que l'on nous donne sur l'évolution postérieure sont insuffisants pour nous permettre de classer cette observation parmi celles qui font spécialement l'objet de cette étude. L'observation de Dietrich semble plus démonstrative ; « le testicule était long de quatre pouces trois lignes, large de deux pouces quatre lignes et pesait sept onces, le parenchyme avait une couleur jaune et était rempli d'une matière fétide. » Bien que pour Verneuil on n'ait pas distingué la tumeur de la glande et que l'on ait donné à la masse tout entière le nom de testicule, il semble qu'il s'agisse là d'un cas de tératome issu du tissu glandulaire lui-même ; mais l'absence de tout examen anatomique sérieux nous oblige à laisser cette tumeur dans la classe des productions paratesticulaires, faute de preuves suffisantes. La discussion nous amènerait à des conclusions analogues en ce qui concerne l'observation suivante due à Ekl-Fatti.

L'observation d'André de Péronne laisse aussi dans une grande incertitude bien qu'elle soit relatée avec beaucoup de détails ; on dit que « le testicule était triplé de volume, de forme irrégulière, adhérent à ses enveloppes ». Une fistule laissait écouler des débris caractéristiques qui firent diagnostiquer une tumeur entée sur le testicule, mais on ne fit pas d'opération ; « on se contenta de favoriser le travail de la nature ». Tous les détails produits sont obscurs sinon contradictoires et nous en sommes réduit à penser que ce prétendu testicule qu'on laissa dans les bourses n'était en réalité qu'une portion de la tumeur ; mais cela ne nous renseigne en rien sur ce qu'était devenue la glande génitale. C'est pourquoi nous considérons cette observation comme douteuse et classons la tumeur qui en a fait l'objet dans la catégorie des productions paratesticulaires.

Verneuil n'a attaché qu'une importance médiocre à l'observation de Lucien Corvisart, et cependant elle est de celles où véritablement la tumeur semble siéger dans le parenchyme glandulaire lui-même. Nélaton qui avait examiné le malade, avait constaté dans la bourse droite une tumeur ovoïde de la grosseur d'un œuf de pigeon, à laquelle le testicule paraissait adhérer intimement ; à l'opération on trouva à l'extrémité inférieure du cordon la masse morbide qui ne contenait aucune trace d'éléments spermatogéniques. Il nous semble donc qu'il ne peut ici y avoir le moindre doute, ce qui à la palpation avait été pris pour le testicule ne devait être qu'une partie de la tumeur saillante, et de consistance différente du reste de la production. D'ailleurs, la constitution de ce tératome se rapproche beaucoup de celle de plusieurs autres qui ont été examinés avec beaucoup de soin et qui sont absolument démonstratifs ; nous considérons donc ce cas comme non douteux, et l'observation de Corvisart figurera la première, à la fin de ce travail, parmi celles qui concernent les tumeurs intratesticulaires. Après l'observation de Corvisart, nous placerons celle de Duncan et Goodsir. « On trouva qu'une tumeur irrégulière occupait le testicule enlevé, et cet organe était si altéré dans sa structure qu'il ne présentait pas trace de sa constitution normale, il était entièrement composé par du tissu fibreux renfermant des cellules graisseuses et parsemé çà et là de petites masses arrondies de couleur jaune, formées par une substance dure à l'aspect granuleux rappelant la matière des dépôts tuberculeux. Au sujet de cette observation et des appréciations de Goodsir, Verneuil se montre peu affirmatif et semble rester dans le doute, il ne s'y arrête que parce qu'il trouve là « la preuve de l'impossibilité où l'on peut être de déterminer parfois exactement le siège de la production morbide » et reprenant l'argument qu'il base sur les inflammations de voisinage, il range la cause de la disparition du testicule parmi les lésions inflammatoires secondaires. Nous n'hésiterons pas cependant à conclure avec Goodsir, que la tumeur occupait ici réellement la place de la glande génitale. Nous ne saurions arriver aux mêmes conclusions en ce qui concerne le cas observé par Verneuil et Guersant, en 1855 ; « le pédicule qui suspend la tumeur est constitué par le canal déférent ; on trouve en bas le testicule aplati et couché entre la vaginale et la tumeur ; ce testicule est entouré par une albuginée épaisse confondue avec le tissu cellulaire ambiant », la matière contenue dans cette albuginée était rougeâtre et contenait des filaments où l'examen microscopique révéla des cellules spermatogéniques. Verneuil, à juste titre, avait conclu que la tumeur était extratesticulaire ; nous nous rallions à son opinion, car s'il est certain que pareille production a suivi le testicule dans sa descente ; il n'en reste pas moins acquis qu'il ne s'agit là que d'un tératome paratesticulaire.

Bien que les deux cas cités par Meckel et Patu n'aient pas été observés chez l'homme, nous les étudierons aussi, car leur origine est de même nature que ceux dont nous venons de parler ; l'observation de Meckel ne semble pas douteuse, cet auteur a rencontré dans l'intérieur du testicule d'un cheval une masse graisseuse avec beaucoup de poils. La glande génitale examinée par Patu n'avait pas opéré sa descente dans le scrotum et renfermait quatre masses dont l'une semblait constituée par le parenchyme glandulaire lui-même ; Verneuil avait conclu que les détails fournis excluaient l'idée du siège primitif de la maladie dans l'intérieur de la glande, les arguments qu'il nous apporte ne sont pas en réalité très explicites, et la texture de cette tumeur se rapproche en quelque sorte de celle qu'examina et décrivit Chevassu en 1898 ; mais l'absence de toute étude précise nous oblige à considérer ce cas comme douteux et à le classer parmi les tumeurs paratesticulaires.

Beckel, examinant son malade, constata que la tumeur semblait siéger dans le testicule ou lui adhérer intimement ; mais en réalité la glande était saine dans une albuginée épaissie et la question des rapports de la tumeur avec la vaginale est si mal élucidée que l'on pourrait être tenté de classer ce cas parmi les observations de tumeurs simplement scrotales.

Le deuxième cas que Verneuil eut l'occasion d'examiner rentrait dans la série des tumeurs paratesticulaires ; la masse pathologique était implantée sur le corps d'Highmore ou l'épididyme, le testicule absolument sain se trouvait à la partie antérieure. Nous ne possédons que des détails insuffisants pour juger dans quelle classe est susceptible de figurer le « cystofibroïde » observé par Tilanus ; il s'agissait probablement d'une tumeur paratesticulaire, peut-être intratesticulaire, la question ne peut être élucidée. Nous restons également dans le doute à propos de l'observation de Heschl ; sur le vivant on ne pouvait déterminer la situation de la glande, et à l'opération on ne trouva pas trace du testicule, mais comme pour ménager la pièce, on ne l'incisa pas, nous n'avons donc aucun renseignement précis et malgré l'affirmation de Heschl, nous laisserons ce cas parmi ceux des tumeurs paratesticulaires. L'observation de Geinitz ne peut donner lieu à une longue discussion ; le testicule occupait la situation qu'il a généralement dans les tumeurs connexes à la glande ; il était aplati et put être facilement isolé de la masse morbide.

En dehors des caractères intéressants que présente l'évolution de la tumeur observée par Spiess dans le service de Richet, il ne peut y avoir aucun doute en ce qui concerne son siège : la tumeur était nettement située dans l'intérieur de l'albuginée qui servait d'enveloppe, et nous ne pouvons que nous rallier à l'opinion formulée par Cruveilhier en 1864, il s'agit bien là d'un tératome intraglandulaire. La tumeur qu'observa Lang, d'Inspruck, avait des connexions intimes avec la face interne de l'albuginée qui contenait des kystes, des indurations cartilagineuses et osseuses, tous éléments caractéristiques des tératomes ; c'est donc à juste titre que nous reproduisons l'observation de Lang à la fin de notre travail.

Aux tumeurs paratesticulaires se rattachent les deux cas d'Erischen et de Kalning, sans qu'il puisse y avoir de doute à leur égard ; et l'observation de Mac Ewen ne nous est pas parvenue assez complète pour que nous puissions la discuter. Le malade auquel Pilate fut appelé à donner ses soins présentait une tumeur complexe dont une partie était nettement extratesticulaire, tandis qu'une autre portion de la masse était située en plein parenchyme ; il semble que la tumeur ayant son point de départ dans la glande même a fait éruption hors de l'albuginée en s'étalant au dehors dans la cavité vaginale élargie, et en refoulant en même temps le tissu testiculaire qui s'aplatit sur sa propre surface. Verneuil renversa cette proposition, et se basant sur l'absence de restes de l'albuginée dans la tumeur, ne vit là qu'une masse née en dehors du testicule ; malgré que cette argumentation soit très discutable, nous ne considérerons pas la tumeur observée par Pilate comme caractéristique de la masse tératoïde incluse dans le testicule lui-même, elle reste un type bien défini de tumeur paratesticulaire, et elle établit bien nettement le grand degré de parenté qui unit entre elles ces différents genres de productions pathologiques.

Nous ne nous étendrons pas longuement sur le cas du jeune malade que M. Lannelongue présenta à la Société de chirurgie ; il n'y eut pas d'opération et nous en sommes réduit à penser qu'il s'agissait d'une tumeur probablement paratesticulaire. Chez le malade qu'opéra M. Berger, après avoir ouvert la vaginale, on trouva une tumeur ressemblant à un gros testicule rattaché par une sorte de méso à la paroi de la séreuse ; le cordon se perdait à l'extrémité supérieure sans qu'il fût possible d'en suivre les éléments dans la tumeur elle-même ; le testicule ne put tout d'abord être distingué de la production morbide, mais l'examen anatomique montra la glande aplatie et étalée, reliée à la tumeur par un pédicule fibreux vasculaire. Nous notons en passant ce fait important d'une connexion vasculaire entre la glande et la masse connexe, c'est un caractère remarquable sur lequel nous aurons à revenir. Il ne peut donc être question, là, que d'une tumeur paraglandulaire.

Nous avons traduit et nous reproduisons en entier, à la fin de ce travail, l'observation de Power ; nous la considérons comme complètement démonstrative : on avait à la palpation la sensation d'une tumeur confondue avec la glande et à l'examen on constata en effet que la totalité du corps de cette glande était envahie par la production morbide : nous remarquons que ce cas se rapproche beaucoup de celui qu'observa M. Mauclaire, les deux tumeurs ont de nombreux caractères communs et caractéristiques des tératomes intratesticulaires.

Dans la tumeur qu'observa M. Le Dentu, on pouvait à la palpation délimiter assez nettement la situation de la glande génitale, et à l'opération on trouva à la partie inférieure, au-dessous de la coque conjonctive servant de membrane d'enveloppe, le testicule intact et parfaitement isolé de la production pathologique. « La glande est donc entourée de sa tunique vaginale épaissie qui laisse en plein développement les éléments de la spermatogénèse. » Il ne peut être question, ici, de développement aux dépens du parenchyme, et M. Le Dentu a nettement établi qu'il s'agit d'une production paratesticulaire.

L'observation que M. Broca signala à l'attention de la *Société anatomique* en 1893 ne nous donne que des renseignements peu complets, mais l'opérateur dit avoir enlevé une tumeur qui avait pris la place du testicule, et il affirma le fait une seconde fois, lors de la discussion que suscita la communication de M. Picqué à la *Société de chirurgie*, à propos de l'observation de M. Chevassu, en 1898. De toutes les tumeurs que nous avons à étudier, celle de M. Chevassu, certainement intraglandulaire, présente un intérêt particulier : la masse était formée de trois portions superposées dont la plus inférieure était constituée par le parenchyme testiculaire, l'albuginée recouvrait et ce parenchyme et la tumeur. Si le cas de M. Chevassu n'est pas le premier où le tératome se soit développé au sein de la glande, il est, à notre connaissance, le seul où le tissu testiculaire fut assez peu altéré pour que l'opération permît de le ménager et de le laisser dans l'albuginée après suture de cette membrane.

Dans les deux observations que donne Coville nous ne trouvons aucun détail au sujet de l'albuginée, et il est à peu près certain que la tumeur était dans ces deux cas paratesticulaire.

Des différentes observations étrangères que nous signalons dans l'historique de la question, nous n'avons sur celle de Manley, Van Hooks, Carey, etc..., que de simples indications bibliographiques. Nous ne possédons qu'un seul renseignement sur le cas de Manley ; il extirpa « un énorme kyste dermoïde du testicule en arrière duquel siégeait une hernie », la tumeur était donc tout au moins paratesticulaire. Nous n'avons sur le cas de H. Moris, de

Saint-Louis, que les quelques détails donnés par la *Gazette des Hôpitaux* du 10 avril 1902 ; « il s'agissait d'une tumeur du testicule gauche dont l'hypertrophie remontait à l'enfance. Le sujet était âgé de 12 ans ; avant cet âge il se portait bien et le testicule augmentait de volume sans provoquer de douleur ; c'est seulement vers l'âge de 11 ans que la tumeur subit une évolution plus rapide, déterminant alors, en raison de son volume, une certaine gêne. Au moment où on l'opéra, elle avait le volume d'un œuf de dinde, présentait une grande dureté et aurait pu être sciée ; elle renfermait des cheveux, de la matière sébacée et deux dents. »

Nous pourrions passer sous silence l'observation due à Pearce Gould, puisqu'il s'agissait d'une tumeur du cordon spermatique, phénomène rare d'ailleurs ; mais pareille production a une origine commune avec celles que nous étudions et elle sert bien à montrer le chemin parcouru par ces différents tératomes.

Nous terminerons cette étude en examinant attentivement l'observation de M. Mauclaire qui à nos yeux représente le type classique des tératomes testiculaires. « La tumeur ne formait qu'un seul bloc sans aucune portion testiculaire distincte et à l'examen microscopique, on ne trouva nulle part aucune région rappelant la structure même modifiée du testicule. » A la partie supérieure de la masse se trouvait une petite éminence, en capuchon ; on aurait pu penser trouver là des éléments spermatogéniques, mais l'examen histologique de cette région resta négatif ; on doit donc conclure que la tumeur avait pris la place de la glande génitale. Nous reproduisons intégralement cette observation à la fin de notre travail, et nous aurons souvent l'occasion de reparler de ce cas démonstratif.

Ainsi donc il existe des tératomes intratesticulaires et contrairement à l'opinion de Verneuil on peut établir que même avant 1855 il avait été extirpé des tumeurs de ce genre; et comme ce n'est ni la symptomatologie ni la théorie pathogénique qui peuvent établir la véritable différence qui sépare les tumeurs intraglandulaires de celles qui se développent en connexion avec la glande, nous avons cru utile de faire ressortir les caractères que leur donne leur anatomie propre. C'est ainsi qu'il nous est permis d'isoler comme représentant des cas de tératomes intratesticulaires les neuf observations de : L. Corvisart, Duncan, Meckel, Lang, Spiess, Power, de MM. Broca, Chevassu, Mauclaire et J. Hallé.

La discussion précédente nous permet de classer les diverses tumeurs dont nous nous occupons en deux classes bien distinctes, basées sur leur situation par rapport à la tunique vaginale; dans une première classe nous placerons les productions extravaginales ou scrotales. Dans une deuxième catégorie prendront place les tumeurs intravaginales, les unes développées au sein du parenchyme glandulaire, les autres seulement paratesticulaires; et c'est dans cet ordre qu'il convient d'envisager l'étude de l'anatomie pathologique de ces diverses productions morbides :

CLASSIFICATION

TUMEURS EXTRAVAGINALES	TUMEURS INTRAVAGINALES	
	TUMEURS PARATESTICULAIRES	TUMEURS INTRATESTICULAIRES
Observations de :	*Observations de :*	*Observations de :*
Velpeau.	Saint-Donat.	L. Corvisart.
Pièce de Giessen.	Schumacker.	Duncan et Goodsir.
Pollard.	Prochaska.	Meckel.
Reclus.	Dietrich.	Spiess.
Feliciani.	Ekl-Fatti.	Lang.
Rosi.	André de Péronne.	Power.
Mermet.	Guersant et Verneuil.	Broca.
Willet.	Patu.	Chevassu.
Beckel (?).	Verneuil et Labbé.	Mauclaire et J. Hallé.
Etc...	Tilanus.	
	Heschl.	
	Pièce de Gettingen.	
	Geinitz.	
	Erischen.	
	Kalning.	
	Mac Ewen.	
	Pilate.	
	Lannelongue.	
	Berger.	
	Le Dentu.	
	Manley.	
	Coville.	
	H. Moris (?).	

II. — L'étude des tumeurs scrotales n'entre qu'accessoirement dans le cadre de ce travail; nous ne nous en préoccuperons donc pas, mais il nous arrivera fréquemment d'en parler par comparaison avec celles que nous décrivons.

Avant d'aborder l'anatomie pathologique des tératomes du testicule proprement dits, nous commencerons par établir la nature des connexions qui unissent la tumeur à l'albuginée dans les productions paratesticulaires; nous n'aurons pas à décrire spécialement leurs caractères anatomiques, un examen sommaire permet d'établir que tous les tératomes intravaginaux ont la même structure histologique.

Le point d'implantation de la tumeur sur la glande est infiniment variable ; tantôt il siège à la partie antérieure, tantôt en arrière au niveau du corps d'Highmore ou de l'épididyme et le testicule occupe dans la masse une situation qui n'a absolument rien de fixe, mais en général il est refoulé à la périphérie par le développement exubérant de son parasite, et il se présente sous la forme d'une petite masse très peu volumineuse. Le parenchyme glandulaire peut avoir subi des modifications variées, tantôt il peut être envahi par une prolifération de nature fibreuse, ou avoir subi la dégénérescence graisseuse, mais il serait exagéré de croire que dans tous les cas il est aussi gravement altéré, et l'observation de M. Le Dentu est très instructive sur ce point ; dans ce cas « les tubes séminifères ont leur structure normale, la paroi conjonctive est saine, la membrane propre à peine visible, ce qui indique l'absence d'inflammation ; l'épithélium est normal, et chose remarquable, dans certains tubes on reconnaît des cellules polygonales périphériques et des cellules centrales bosselées à plusieurs noyaux, ce qui représente une des phases de la spermatogénèse » ; cette glande était donc en activité, et de là découle une indication opératoire sur laquelle nous aurons à revenir.

Nous ajoutons à ce court exposé, qu'il ne faut pas perdre de vue les connexions constantes qui unissent la glande et la tumeur ; ainsi que Wilms l'a montré, il existe toujours une adhérence établissant la continuité des deux parties, que cette adhérence soit une plaque conjonctive ou un vrai pédicule. Dans la plupart des observations que nous avons examinées, les adhérences à la tumeur étaient assez lâches, constituées par du tissu lamelleux; mais il se présente aussi des rapports beaucoup plus intéressants et nous avons déjà noté que dans le tératome observé par M. Berger, alors que dans tous les autres points, on ne trouvait entre la glande et la masse morbide que du tissu cellulaire peu dense et quelques vaisseaux peu résistants, « on trouve un point où il n'est plus possible de poursuivre la séparation par une simple décortication ; au-dessous de l'épididyme, au niveau de l'endroit où celui-ci paraît se continuer avec le testicule, c'est-à-dire vers le corps d'Highmore, la production kystique se continue par un pédicule très circonscrit, mais très dur et fibreux qui l'unit à l'albuginée, et en coupant ce pédicule on trouve qu'il est formé par du tissu blanc et dense analogue au tissu de l'albuginée et qu'il est creusé de trois ou quatre canaux vasculaires d'assez grosse dimension dont l'un donne un jet artériel aussitôt arrêté par une ligature ». Ainsi donc, à côté d'adhérences sans importance, on peut trouver de très étroites connexions ; et la pathogénie seule pourra établir la cause de ces faits.

Entre tous les caractères propres aux tératomes du testicule, l'un d'eux a frappé l'attention de Verneuil et des divers observateurs qui s'occupèrent de la question : il s'agit de la prédilection marquée de ces tumeurs pour le côté droit ; ce caractère est si net qu'il est considéré par certains auteurs comme un symptôme pathognomonique. Nous retrouvons ce même caractère dans l'anatomie pathologique des tumeurs dites « kystes dermoïdes » de l'ovaire, et pour la glande mâle comme pour l'organe femelle, rien ne nous explique la cause de cette localisation. En ce qui concerne les productions tératoïdes du testicule, dans 13 cas les observateurs ont négligé de signaler le côté où siégeait la tumeur et pour les autres cas dix fois nous la voyons siéger à gauche et treize fois à droite ; il n'existe pas un seul fait d'invasion simultanée des deux testicules.

Les tumeurs intratesticulaires sont en général assez peu volumineuses à l'encontre des tumeurs paratesticulaires qui peuvent acquérir un volume considérable, elles dépassent rarement la grosseur d'un œuf de poule. Elles se présentent sous la forme d'une masse arrondie ; la tunique qui les enveloppe est d'une couleur blanchâtre ou violacée, dans certains cas absolument lisse ou présentant par place des bosselures plus ou moins saillantes. A la pression, le doigt reconnaît des points de consistance variable, les uns durs donnant la sensation de masses solides, comme osseuses, et d'autres parfaitement mous et dépressibles en imposant pour une masse pâteuse ou liquide, parfois légèrement réductible, au niveau des bosselures signalées. La tumeur, en général, est lourde et est toujours d'un poids supérieur à celui de la glande normale, et ce caractère est marqué même lorsque la masse est de petit volume, comme dans le cas de Power.

Lorsqu'on ouvre un tératome testiculaire par une section verticale, on constate qu'il est limité par une paroi dure plus ou moins épaisse suivant les régions. On trouve à l'intérieur, des cavités kystiques de volume variant de la dimension d'une tête d'épingle à celle d'une grosse noisette ; ces kystes renferment une matière gélatiniforme, blanchâtre, transparente, d'aspect colloïde, ou parfois seulement une petite quantité de liquide séreux ou muqueux, incolore ou couleur café au lait. Dans l'intervalle des kystes séparés par des septa plus ou moins épais, on trouve répandue dans la tumeur une masse de la consistance du mastic, de couleur jaunâtre, au milieu de laquelle on distingue parmi des fragments durs analogues à des débris osseux et cartilagineux, des cheveux ou des poils libres ou implantés sur une des régions voisines. L'examen histologique montre que parmi les éléments constitutifs des tératomes testiculaires, on trouve des fragments des divers tissus de l'organisme depuis le tissu conjonctif, graisseux, fibreux et cartilagineux jusqu'aux cellules du système nerveux ; et on ne trouve pas seulement des éléments histologiques isolés, mais aussi des portions d'organes rudimentaires, ganglions et fibres nerveux, fragments d'intestin, des masses épithéliales à cils vibratiles susceptibles d'en imposer pour du tissu pulmonaire.

Les lésions des divers téguments ou des organes qui se trouvent au voisinage des tératomes testiculaires sont, d'une manière générale peu importantes, mais méritent cependant de nous arrêter :

Cordon spermatique et épididyme.— Le plus souvent le cordon spermatique est intact, la tumeur est suspendue à son extrémité aux lieu et place de la glande génitale ; au point de jonction, il se perd dans la masse sans qu'il soit possible d'en repérer les éléments. Parfois le cordon est augmenté de volume ou déformé, aplati sous forme de ruban ; dans un cas très favorable, le cas observé par M. Le Dentu, le canal déférent est englobé dans une coque fibreuse très résistante qui maintient heureusement béante la lumière du canal excréteur.

Vaginale.— La tunique séreuse reste souvent indemne de toute lésion, mais elle est fréquemment épaissie ; elle peut être plus directement intéressée encore comme dans le cas de Duncan où des poils étaient implantés sur la vaginale pariétale ; dans le cas de Lang, on signala la présence de deux tuniques séreuses, mais les explications données à ce sujet sont bien obscures. La vaginale est parfois adhérente à l'albuginée, mais les adhérences sont généralement assez peu résistantes.

Dans un certain nombre de cas, et nous aurons à revenir sur ce fait, la vaginale contient une certaine quantité de liquide ; mais l'hydrocèle est en général assez peu abondante, elle peut même faire complètement défaut ou être peu appréciable comme dans l'observation de MM. Mauclaire et J. Hallé.

Le scrotum lui-même ne subit pas de modifications ; les téguments peuvent être distendus par excès de volume, les plis et le raphé effacés ou déviés, mais ils ne sont généralement pas adhérents à la masse morbide, qui, parfaitement mobile, glisse sur eux librement.

Il n'existe pas de lésions à distance, le porteur de la tumeur peut être normalement constitué ; on ne trouve jamais de ganglions lombaires, et il ne pourrait y avoir d'adénopathie inguinale qu'en cas d'inflammation des téguments.

Ces caractères macroscopiques étant établis, nous allons étudier la constitution histologique des différents éléments qui contribuent à former les tératomes testiculaires.

1. *Albuginée.* — La condition essentielle qui permet de définir une tumeur comme intratesticulaire, est, nous l'avons dit, la présence d'une membrane enveloppante constituée par l'albuginée ; mais comme l'étude histologique va nous le montrer, la structure intime de cette membrane est souvent très modifiée et parfois très éloignée de la constitution de la tunique normale ; elle apparaît, nous l'avons dit, sous la forme d'une paroi de couleur blanchâtre sillonnée de nombreux vaisseaux formant à sa surface un fin réticulum bleuâtre. L'épaisseur est variable ; dense et parfaitement homogène, elle est par places très amincie au niveau des bosselures que nous avons signalées, mais rarement adhérente à la vaginale. Le plus souvent, elle est constituée par du tissu fibreux, des fibres musculaires lisses et du tissu conjonctif assez serré où l'on peut parfois trouver des éléments glandulaires affectant l'aspect de glandes sudoripares ; parfois, comme dans le cas de Lang, la membrane limitante contient des trousseaux fibreux séparés par des amas de substance lymphoïde, ébauche du tissu lymphatique.

2. *Parenchyme testiculaire.* — Dans les tératomes intratesticulaires, le parenchyme de la glande a le plus sou-

vent complètement disparu, et la lecture des observations nous montre que ce fait est consigné par beaucoup d'auteurs. Dans l'observation typique de M. Mauclaire, nous voyons qu'en aucun point il n'a été possible de retrouver trace du testicule ; les seuls éléments susceptibles de rappeler le parenchyme glandulaire sont « de grandes cellules rappelant les cellules à pied de Sertoli, des tubes séminifères. » La tumeur observée par M. Chevassu fait exception à la règle que nous venons d'exposer ; là, non seulement on constata dans l'albuginée la présence d'éléments spermatogéniques, mais on put laisser dans le scrotum une véritable glande, si bien « qu'un an après, le testicule opéré présentait la même consistance que celui du côté sain, on provoquait de chaque côté la même sensation par la pression.

3. *Kystes.* — Le caractère commun à toutes les tumeurs développées dans le sein du parenchyme testiculaire, comme aux productions paratesticulaires, d'ailleurs, est leur nature kystique. On peut dire que la disposition est toujours la même, il existe en une partie de la masse un kyste plus ou moins volumineux, et disséminées autour de lui une grande quantité de cavités plus petites dont les unes sont à peine perceptibles. La paroi qui tapisse ces kystes présente de grandes différences de structure ; parfois comme dans la tumeur de Lang, elle est peu épaisse et est constituée par des indurations cartilagineuses ou osseuses. Dans d'autres cas (observation de Power) elle est formée par un véritable épiderme et un chorion ; dans ce cas, « la face libre du chorion est tournée vers l'intérieur du kyste et il semble que le contenu gélatineux de cette cavité

ne soit que le résultat de la prolifération même des cellules du tissu de revêtement qui ont elles-mêmes une apparence colloïde. L'épiderme est formé par une couche épaisse d'épithélium stratifié et d'un revêtement malpighien bien caractérisé ; le chorion est formé d'un tissu conjonctif dense et analogue à du tissu fibreux embryonnaire chargé de graisse et contenant des follicules pileux, et des glandes sébacées ».

La matière contenue dans ces kystes peut être plus ou moins liquide comme dans le cas de M. Chevassu où l'incision de la paroi donna issue à une petite quantité de liquide brun foncé, donner l'apparence d'un liquide séreux ou muqueux ; mais elle se présente le plus souvent sous forme d'une gelée blanchâtre et un peu transparente. Cette substance est parfois soluble dans l'alcool, elle contient de la cholestérine en quantité assez abondante, des débris de cellules cylindriques à cils vibratiles, des débris graisseux, des fibrilles du tissu conjonctif et de grandes cellules analogues aux cellules à pied de Sertoli, des tubes séminifères. M. Hallé a recherché si dans la tumeur extirpée par M. Mauclaire, la substance trouvée dans les kystes pouvait être susceptible de contenir des spermatozoïdes ; mais son examen est resté négatif.

Certains de ces kystes présentent une organisation particulière ; Lang signale qu'il a trouvé des cavités dont la membrane limitante contenait des papilles et des acini semblables à ceux des glandes salivaires, et des fragments muqueux du type du tissu des canaux excréteurs de ces glandes. Les kystes de la tumeur de M. Chevassu présentent une disposition intéressante ; un certain nombre d'entre eux sont revêtus d'une couche de cellules cylindriques à cils vibratiles et sont remplis d'un mucus concrété ou de tissu muqueux contenant des glandes en tubes, le tout au voisinage de lobules entourés de cartilage « comme le seraient des cartilages bronchiques, autour d'une bronche retenant le produit de la sécrétion » ; ce système semble reproduire assez exactement des fragments rudimentaires de l'appareil respiratoire.

4. *Poils.* — D'une façon constante on trouve dans les tératomes testiculaires un certain nombre de poils qui se présentent le plus souvent sous la forme de cheveux fins, analogues aux poils follets, de couleur variable, mais le plus souvent assez foncée. Ils sont libres au milieu de la masse, enchevêtrés ou roulés sous forme d'anneaux ou implantés sur une portion de tissu auquel ils sont fixés par des follicules normaux, au voisinage desquels on trouve des glandes sébacées : en d'autres cas les poils sont courts sans disposition spéciale en masse ni en touffe.

5. *Tissus osseux et cartilagineux.* — C'est la présence des tissus osseux ou cartilagineux qui a été la cause de l'intérêt que l'on a apporté, au début, à l'étude des tératomes et c'est en même temps une cause facile d'erreur d'où provient sans doute qu'un certain nombre de productions identiques à celles qui nous occupent, sont passées inaperçues, classées parmi les enchondromes et les autres néoplasmes, tels que ceux qu'a décrits Astley Cooper.

La forme très variable des différents fragments osseux que l'on a trouvés dans les productions pathologiques qui font l'objet de ce travail, a conduit les observateurs à y voir souvent l'ébauche de fœtus restés à l'état embryonnaire, et bien qu'il ne faille pas se hâter de conclure de la forme de ces os à l'analogie avec les différentes parties du squelette, nous ne saurions admettre l'opinion de Lebert qui ne voit là que le résultat de l'excès d'imagination des auteurs. Parfois on ne trouve que des lamelles osseuses ou simplement des cellules en voie d'ossification, comme nous le voyons dans les observations de Corvisart, Lang, de M. Mauclaire. A côté de ces points osseux et des fragments de cartilage en voie d'ossification, on trouve des os de forme variable, véritablement organisés et recouverts de leur périoste. Corvisart a trouvé deux os triangulaires qu'il assimile à des omoplates, puis un os long articulé avec un autre os long également articulé avec une troisième portion osseuse ; « n'y a-t-il pas là, dit-il, un humérus, un radius et un cubitus ? » Au-dessous des os triangulaires signalés, se voit une masse osseuse présentant un appendice en forme de bec. L'analogie peut donc être suffisante pour que l'on puisse assimiler de pareils fragments à un rudiment de squelette de membre, sans être taxé d'exagération. Signalons en passant les fragments en forme de calotte crânienne décrits par Saint-Donat et plusieurs autres observateurs. La tumeur décrite par Duncan contenait une pièce osseuse en forme de sablier ; celle qui provenait d'un testicule de cheval et qu'examina Meckel contenait des morceaux d'os considérables. La tumeur de M. Chevassu présentait un os complet avec son périoste, son canal médullaire rempli de moelle adipeuse.

Au point de vue de la structure même du tissu osseux, on remarque qu'il est parfois parfaitement constitué et possède des canaux de Havers, une moelle présentant les caractères de la moelle fœtale, un périoste plus ou moins épaissi ; en d'autres cas l'organisation est beaucoup plus rudimentaire et il ne s'agit que de fragments de cartilage en période d'ossification.

En ce qui concerne le cartilage lui-même, nous le voyons répandu par places ou constituant les parois des kystes ; il se présente sous forme de cartilage hyalin révélant les corpuscules caractéristiques ; parfois ce cartilage a subi différentes modifications, soit qu'il soit envahi par la prolifération osseuse, ou qu'il commence à subir la transformation calcaire.

6. *Tissu musculaire.* — En général, on peut dire que le tissu musculaire, lorsqu'il est représenté, se trouve peu organisé. On trouve épars dans les différentes parois des éléments musculaires à fibres lisses, ou doublant la membrane d'enveloppe ; mais jusqu'ici il n'a jamais été observé de tissu à fibres striées, et cette constatation faite en 1890 par M. Le Dentu, reste encore vraie aujourd'hui.

7. *Système nerveux.* — Le système nerveux n'est souvent pas représenté dans les tératomes, et parmi les observations que nous citons, il ne s'en trouve qu'une seule, celle de Lang, où l'on trouve dans la partie située en arrière du plus grand kyste « des faisceaux de fibres et des cellules nerveuses » bien définies. Les observations de tumeurs paratesticulaires sont plus riches en éléments de ce genre ; la tumeur du malade de Guersant contenait une cavité anfractueuse où siégeait une matière grise pulpeuse, présentant l'aspect de la substance cérébrale. On y distinguait avec des capillaires, des éléments nerveux très

délicats, des corpuscules de la substance grise ; le tout était enfermé dans une membrane lisse et luisante que l'examen histologique put assimiler à la pie-mère. L'examen de la tumeur extirpée par M. Berger révéla la présence de lobules des ganglions du grand sympathique et des faisceaux des fibres de Remak ; M. Le Dentu observa également des fibres nerveuses, tubes à myéline, représentant l'organisation des nerfs périphériques normaux.

8. *Système vasculaire.* — Une caractéristique des tératomes testiculaires est leur absence d'appareil circulatoire propre. Il peut exister cependant un rudiment d'organisation vasculaire ; les auteurs ne donnent que peu de détails sur la constitution histologique de ces vaisseaux. La tumeur de M. Chevassu contenait au niveau d'un fragment osseux des capillaires organisés en plexus et formant en ce point une sorte d'angiome avec infiltration sanguine et pigmentation.

On a également signalé la présence de divers fragments de tissu parmi lesquels nous devons décrire des agglomérations de cellules pigmentaires associées à du tissu conjonctif et rappelant la structure de la choroïde oculaire, rudiment probable de l'appareil de la vision, dont Saint-Donat signala aussi la présence à propos « de deux cavités osseuses qui étaient remplies de deux vessies noires, revêtues l'une et l'autre d'une tunique pareille à celle qu'on nomme vuée (uvée) dans l'œil, et qui ne contenaient qu'une lymphe analogue à l'humeur aqueuse ».

Ainsi donc, les tératomes du testicule comprennent dans leur membrane limitante des fragments des divers tissus de l'organisme qui sont susceptibles par leur organisation de former des fragments de derme, des glandes et même des rudiments d'organes rappelant les appareils respiratoire et digestif ; ce sont donc des tumeurs essentiellement complexes, caractère commun à toutes les tumeurs du testicule. C'est cette considération qui a amené Kocher à diviser ces diverses productions en plusieurs classes :

a. Tumeurs à kystes multiples contenant des débris de peau et des dépendances de ce tissu ;

b. Tumeurs compliquées, contenant avec des kystes, des tissus variés tels que fragments musculaires, éléments du système nerveux, etc... ; ce sont ces dernières qui nous occupent.

L'étude anatomo-pathologique de ces tumeurs compliquées resterait nécessairement incomplète si nous ne nous arrêtions pas sur les enseignements que nous donne l'embryologie. Ces tératomes contiennent essentiellement des éléments des trois feuillets du blastoderme ; la tête et les régions antérieures du corps dont le développement est le plus hâtif sont les mieux représentées. De même pour la même raison l'ectoderme prévaut sur l'endoderme ; c'est pour cela que Munch étudiant ces tumeurs leur a donné l'appellation de « tridermones ou tumeurs tridermiques ». Nous ne leur donnerons pas ce titre d'une façon constante et leur appliquerons l'expression de tératomes que Wilms leur a justement attribué.

Pendant longtemps, et sans se préoccuper du siège de ces tumeurs par rapport à la vaginale et à la glande, on leur a donné indistinctement le nom de « kystes dermoïdes ». Ce nom ne semble pas convenir à toutes ces productions, l'anatomie pathologique nous montre en effet que les tumeurs simplement scrotales ont une constitution beaucoup simple que celle des productions intravaginales ; la pathogénie établit encore des différences beaucoup plus marquées. Nous pensons donc que pour éviter une confusion dont on retrouve les conséquences à propos de la fonction génitale, on pourrait réserver l'expression de « kystes dermoïdes » aux tumeurs scrotales, classant les tumeurs intra et paraglandulaires parmi les tératomes, en raison de leur constitution particulière et aussi de leur origine, comme l'étude de la pathogénie va le montrer.

PATHOGÉNIE

De nombreuses théories ont été invoquées pour expliquer la formation des tumeurs à débris fœtaux, et en négligeant les processus invoqués par les prédécesseurs et les contemporains de Saint-Donat, et d'autre part par Morgagni, nous pouvons les classer sous quatre chefs différents :

A. — *Théorie de la diplogénèse* (Geoffroy Saint-Hilaire, Ollivier d'Angers) ;

B. — *Théories histogéniques* (Lebert, Wirchow, Conheim, Kolliker, Robin, Bard) ;

C. — *Théories de l'enclavement* (Verneuil, Remak, M. Lannelongue) ;

D. — *Théories physiologiques* (Waldeyer. Théorie de la parthénogénèse).

Le fait qui frappa les premiers observateurs fut, nous l'avons dit, la présence dans les tératomes de débris rappelant la constitution du squelette. Les déductions qu'ils en tirèrent les amenèrent à penser à un phénomène de fécondation et à un accouchement ; mais cette hypothèse restait immédiatement en échec, car ainsi que le dit Pierre Amand à propos du cas de Saint-Donat, « il est moralement impossible, qu'il se trouve dans le scrotum d'un homme aucune partie qui puisse avoir rapport avec celles qui chez la femme sont affectées à la génération » ; nous verrons combien cette hypothèse pourtant tout empirique se rapproche de la vérité.

On a attribué à l'imagination de la femme pendant la grossesse un rôle prépondérant dans la formation de la plupart des malformations ou des monstruosités ; nous ne nous arrêterons pas à cette explication banale, bien que Morgagni l'ait admise, pour le plus grand nombre des cas tout au moins.

Meckel, le premier, formula une théorie à tendance scientifique : les productions morbides dont nous nous occupons sont pour lui le résultat d'une tendance avortée au développement du fœtus ; mais Meckel ne fait là que constater un fait, il ne nous l'explique pas.

Il faut arriver à Geoffroy Saint-Hilaire pour avoir la formule véritablement scientifique du fait qui nous occupe. Cet auteur établit que l'inclusion appartient « à la classe des monstruosités doubles, ordre des parasites, tribu des endocymiens ; ils sont caractérisés par la greffe d'un individu très petit, très imparfait et parasite, sur un individu plus grand, bien conformé dans la plupart de ses organes et autosite ». Les tumeurs testiculaires, telles qu'elles sont décrites, « sont au dernier rang des monstres doubles et ce rang est justifié dans beaucoup de cas, puisqu'ils se montrent sous forme de parasites non seulement très incomplets, mais même réduits au dernier degré d'imperfection et entièrement comparables à ces êtres amorphes qui terminent la série des monstres unitaires, comme eux, les endocymiens, terminent celle des monstres doubles ».

Cette définition de Geoffroy Saint-Hilaire est restée classique et quelle que soit l'opinion que l'on puisse avoir sur l' « inclusion », il reste acquis que les tumeurs contenant des débris fœtaux, sont le résultat d'un développement monstrueux.

A. *Théorie de la diplogénèse.* — Après avoir ainsi défini les tumeurs en question, Geoffroy Saint-Hilaire cherche à expliquer leur formation par la théorie de la diplogenèse ou plus exactement par l' « inclusion abdominale » : mais ce serait une erreur d'attribuer au tératologiste français la découverte de cette théorie pathogénique, l'honneur en revient à un médecin italien du nom de Tumiati.

La théorie de l'inclusion présente ce caractère que l'embryon qui se développe anormalement n'est pas le fils, il est le frère du sujet qui en est porteur ; la présence de deux ovules est donc nécessaire, une grossesse double est toujours le prélude de la monstruosité : l'un des deux ovules s'accole par pression mécanique à son congénère, il lui adhère et même pénètre en sa cavité. A mesure que l'autosite se développe, le parasite s'établit d'une façon plus intime au milieu des viscères, et l'inclusion se complètepar le rapprochement des téguments destinés à former les parois antéro-latérales de l'abdomen. C'est Ollivier, d'Angers, qui a le plus nettement décrit cette théorie qu'il applique aussi bien aux monstruosités d'un ordre élevé, renfermées dans l'abdomen, qu'aux masses d'apparence fœtale trouvées dans le testicule ; il ne doute pas que la tumeur siège au sein de la glande génitale et que située tout d'abord, par conséquent, dans la cavité abdominale, elle ne soit devenue scrotale que secondairement.

« On sait que l'ovule, dit-il, en pénétrant dans l'abdomen de l'embryon auquel il adhère, est attiré directement par le gros intestin contre la paroi postérieure de la cavité ; or, jusqu'au milieu du troisième mois, le testicule a un volume très considérable relativement à celui de l'embryon tout entier, et occupant toute l'étendue de la paroi postérieure remplissant l'espace compris entre le rein et la vessie et uni au péritoine par un repli assez lâche ; on peut concevoir comment l'ovule qui est entraîné dans la région occupée par le testicule peut contracter des adhérences avec l'un ou avec l'autre, même suivre le développement progressif de ces organes. »

C'est à cette opinion que se rangea Velpeau, lorsqu'il essaya d'expliquer la cause intime du phénomène et montra que les tumeurs pouvaient se développer dans une partie plus ou moins profonde de la peau ou au niveau des organes profonds, mésocolon, etc.

Quelques années après Velpeau, Cruveilhier niant toutefois que le testicule pût être intéressé, reprend cette même théorie qu'avant lui Pigné avait également admise. Avec ces différents auteurs, la théorie subit peu de variations, ils s'attachent surtout à établir des classifications ; on distingue tour à tour deux sortes d'inclusion, l'une viscérale ou profonde, l'autre sous-cutanée dans laquelle prend place l'inclusion testiculaire ; dans la première classe entrent les cas où des tumeurs à débris fœtaux furent trouvées dans le mésentère (Young, Dupuytren, Klebs, Prochaska, Pigné, Andral). Le processus reste le même, qu'il s'agisse d'une masse presque amorphe née dans la glande génitale ou d'un être à peu près normalement développé. La monstruosité dans ce dernier cas est restée au milieu des replis mésentériques ; elle s'est accrue librement sur place, ce qu'elle n'aurait pu faire si elle avait siégé dans le testicule ; on voit déjà quelle contradiction sort de l'exposé de ces faits.

Jusqu'à l'année 1860, il fut donc enseigné que l'inclusion était le résultat de l'évolution anormale d'une grossesse double ; à cette époque, Davaine remania ces notions classiques et démontra « que les monstruosités doubles ne doivent pas être considérées comme résultant de la pénétration d'un germe dans un germe voisin, mais que leur développement doit être rattaché à une anomalie primitive de l'ovule qui consiste en la présence de deux vésicules germinatives sur un même vitellus; et l'expérience a en effet montré que des œufs ainsi constitués donnent naissance à deux aires germinatives, deux lignes primitives, deux embryons pour un seul ovule ».

C'est à cette théorie de l'inclusion ainsi formulée que se sont ralliés Monod et Terrillon dans leur Traité des maladies du testicule; la théorie pathogénique des tératomes du testicule, disent ces auteurs, semble fort simple, tous se rattachent à un vice de développement portant tantôt sur l'œuf, tantôt sur l'embryon ; si le tératome résulte de la fusion de deux blastodermes, la tumeur sera organoïde (tumeur compliquée de Kocher), si le néoplasme représente une inclusion partielle des trois feuillets, elle se réduira à des tissus plus ou moins systématiquement groupés (kystes dermoïdes proprement dits) » ; pareilles déductions en amènent à conclure, comme le firent Monod et Terrillon, que le siège de la tumeur par rapport à la glande importe peu, toutes ces productions morbides ayant la même origine.

En réalité le kyste scrotal est loin d'être comparable au tératome. Cette tumeur, en dehors de ses caractères particuliers, a une pathogénie bien définie et qui a été nettement établie par les travaux de M. Retterer; nous ne nous y arrêterons pas, ces kystes ne dépendant en rien de la glande génitale.

Il nous reste à examiner si tératome testiculaire et inclusion abdominable ont de nombreux points de différence, et c'est en comparant ces deux ordres de production qu'il nous sera possible d'établir si l'on peut avec quelque vraisemblance les assimiler les unes aux autres.

Les productions morbides trouvées dans le mésocolon par Young, Klebs, etc... présentent deux caractères particuliers; elles possèdent un cordon et sont entourées d'un amnios. Leur cordon ombilical les met en rapport avec la circulation d'un frère jumeau bien conformé représenté par le sujet dans l'abdomen duquel ils sont inclus; mais tandis que le cordon des vrais omphalosites aboutit au placenta de l'autosite, ici la jonction des deux systèmes se fait par l'intermédiaire des vaisseaux mésentériques de l'autosite. Dareste, concluant de ce qui se passe chez les oiseaux à ce qui peut se passer chez l'homme, a établi qu'il s'agit d'une anastomose entre deux circulations vitellines se faisant par l'intermédiaire de l'intestin au lieu de se faire par l'intermédiaire d'une autre région du corps; là résiderait la cause de l'attraction de l'un des frères jumeaux dans la cavité abdominale de l'autre, l'intestin remplissant chez les mammifères, le rôle que joue la vésicule ombilicale, dans l'inclusion, chez les oiseaux. C'est à dessein que nous insistons sur ces connexions vasculaires que l'on constate dans l'inclusion abdominale, car les tératomes testiculaires, outre qu'ils n'ont ni amnios ni cordon, sont loin de posséder un système circulatoire aussi bien caractérisé, et c'est là qu'apparaît nettement l'erreur qui consiste à rapporter à une même cause, à un même processus formateur des productions pathologiques très différentes et même très éloignées les unes des autres. Des faits caractéristiques viennent à l'appui de cette opinion : le parasite inclus peut croître parallèlement à l'autosite, se comportant d'après la loi de Geoffroy Saint-Hilaire, comme une partie intégrante de ce dernier ; il peut aussi rester stationnaire, même se résorber si son système circulatoire reste imparfait ; mais bien rarement sa constitution sera aussi rudimentaire que celle d'un tératome testiculaire. On a décrit, il est vrai, dans l'abdomen des masses kystiques contenant les éléments habituels des tumeurs qui nous occupent (ces productions sont assez fréquemment au voisinage de l'ovaire) ; nous croyons qu'il faut nettement les séparer des inclusions pour les classer parmi les tératomes génitaux ; la pathogénie parthénogénétique viendra à l'appui de cette assertion.

En dehors du processus formateur lui-même, d'autres différences séparent l'inclusion abdominale du tératome testiculaire ; l'accroissement d'une tumeur incluse est d'une façon générale limitée aux premières années de la vie, caractère que nous ne retrouvons pas pour les tumeurs tératoïdes de la glande génitale. Les travaux de Dareste ont montré que l'embryon parasitaire ne peut être en rapport avec aucun autre organe que l'intestin de l'autosite : l'inclusion dans la glande génitale, et ceci est vrai pour la glande mâle comme pour la femelle, devient donc une impossibilité physique, un processus irréalisable.

Ainsi donc, s'il existe des productions pathologiques dues à une inclusion, cette théorie ne saurait s'appliquer aux tératomes du testicule, et il nous faut éliminer toute idée de diplogenèse.

B. *Théories histogéniques.* — La théorie de l'inclusion est restée classique et cela provient sans doute de ce que les théories qui lui ont été opposées n'étaient pas plus probantes qu'elle-même, ne pouvant en réalité n'expliquer qu'une partie des faits cliniques. La théorie de l'inclusion n'était à l'étude que depuis un petit nombre d'années et n'avait encore eu que peu de retentissement, lorsque Lebert, en 1852, chercha à lui substituer la théorie de « l'hétérotopie plastique » basée sur des considérations d'ordre histologique. Lebert enlevait ainsi à la tératologie l'étude d'un grand nombre de productions morbides pour les faire passer dans le domaine de l'histologie ; il n'y aurait que des masses amorphes de tissu de nouvelle formation, n'ayant rien de particulier que par la différence de structure qui les sépare des tissus ambiants. Pour mener à bien son œuvre, Lebert limita son étude aux cas les plus simples ; il définissait de la façon suivante les tumeurs dont nous avons abordé la description : « ce sont des kystes qui représentent à leur surface interne une organisation qui se rapproche beaucoup de celle de la peau et dans laquelle on trouve de l'épiderme, du derme, des glandes sébacées et sudoripares, et parfois aussi des os et des dents. » Lebert ne se préoccupe donc ici que des kystes pileux et dentigères et ne s'arrête pas aux kystes embryonnés : il semble n'avoir pas ajouté foi aux observations connues ; il ne voit dans les maxillaires trouvés que des fragments maxilloïdes, dans les articulations que des capsules fibreuses. La question étant ainsi simplifiée, l'hétérotopie venait prendre place, mais en réalité sans rien nous expliquer, Lebert ne donnant qu'une définition au lieu d'une théorie véritable.

Ce serait une grave erreur de penser que l'œuvre de Lebert est restée stérile; en particulier, elle a ouvert la voie à d'autres explications qui nous ont été fournies par Wirchow, Conheim, Kolliker, Robin.

Wirchow s'efforça d'établir que toutes les tumeurs dérivent du même tissu indifférent, le tissu conjonctif, dont les produits sont susceptibles de prendre des formes très variées ; entre les néoplasmes à tissus simples, « tumeurs histoïdes », et les tumeurs embryonnées, « tumeurs tératoïdes », il n'y a qu'une différence de développement plus complet, pas de différence originelle.

Conheim attribue aux globules blancs, aux cellules migratrices, la propriété primordiale de la génération de tous les tissus, dévolue, suivant Wirchow, aux cellules conjonctives.

Robin fait provenir les cellules propres à chaque tissu de condensations produites au sein d'un blastème spécifique, il est vrai, mais dérivé lui-même d'un milieu indifférent, le sang.

Kolliker a adopté une opinion éclectique formulée de la façon suivante : « Les cellules embryonnaires, produits de la segmentation cellulaire, sont à peu près indifférentes et susceptibles de se transformer au besoin en un tissu de nature quelconque. »

En ces dernières années, Bard, basant son opinion sur la spécificité cellulaire, que Lebert avait déjà indiquée lorsqu'il attribuait aux glandes génitales un pouvoir hétérotopique spécial, n'admet pas la propriété de transformation que l'école de Wirchow avait accordée aux différentes cellules. Pour Bard, toutes les cellules dérivent d'une cellule déterminée qui est la cellule nodale; « la prolifération cellulaire n'est pas toujours un phénomène de multiplication véritable, dit-il, elle peut être aussi un processus de dédoublement ». La cellule primordiale est complexe, elle réunit dans une sorte d'association instable les éléments de plusieurs cellules différentes spécifiquement; le dédoublement a pour effet de dissocier ces éléments et de rendre à chacun, avec ses caractères particuliers, la liberté de son développement typique ultérieur. Si, par suite d'une série de circonstances favorables, l'une de ces cellules nodales ne subit pas de développement normal, mais reste enclavée au milieu d'autres éléments différenciés, elle pourra, à un certain moment, se développer et donner lieu à la production hétérotopique des divers éléments histologiques qu'elle contient en puissance ; ainsi s'explique la production de tous les néoplasmes du plus simple au plus composé, qu'il soit histoïde ou tératoïde. Si élégante que soit la théorie de Bard, elle ne repose en réalité sur aucun fait anatomique et ne peut être considérée que comme une hypothèse ingénieuse.

D'une façon générale, si les théories histogéniques sont susceptibles de s'appliquer aux néoplasmes, rien ne les attache forcément aux tumeurs à débris fœtaux. L'hétérotopie morbide est vraie, et quel que soit le mécanisme qui la produit, elle a des caractères particuliers qui sont très éloignés de ceux des tumeurs tératoïdes, tant au point de vue de sa nature qu'en ce qui concerne son évolution et sa reproduction sur place ou à distance.

C. *Théorie de l'enclavement.* — Pendant que la théorie de Lebert subissait les modifications dont nous avons parlé, la théorie de l'enclavement avait été créée par Verneuil, puis par Remak, presque simultanément. Verneuil, en abordant la question de la pathogénie dans son mémoire de 1855, s'exprime ainsi: « Un certain nombre de kystes remarquables par la constance de leur siège et la ressemblance de leur structure me semblent devoir être rapportés à une anomalie dans la réunion de quelques parties du tégument primitivement séparées par des fissures. Je fais allusion ici aux kystes pileux de la région orbitaire ; la manière dont l'extrémité céphalique s'unit avec les parties latérales de la face, au niveau des orbites, m'engageait à croire que quelques portions de la peau du fond de la fissure restent emprisonnées profondément dans la région sourcilière et se développent ultérieurement. Il est remarquable que ces tumeurs dont la congénitatité n'est pas douteuse, ne renferment jamais que des productions tégumentaires et présentent avec les couches superficielles des rapports constants. » Verneuil ne songeait pas à appliquer pareille théorie à la formation des tumeurs profondes à débris fœtaux, mais après lui His et Fraenkel songèrent à ce processus pour expliquer la formation des dermoïdes de l'ovaire. Bien que ces auteurs n'aient parlé que des tumeurs de l'ovaire, ce que nous a appris l'anatomie pathologique des tératomes testiculaires, nous autorise à rechercher si l'enclavement tel que l'on compris His et Fraenkel est susceptible d'expliquer la formation des tumeurs qui nous occupent. Comme il n'existe aucun sillon, aucune scissure embryonnaire au voisinage de la glande primordiale, et que l'ectoderme n'est pas susceptible de fournir les éléments des tumeurs tératoïdes, His, ayant constaté que la glande génitale se forme aux dépens du cordon axile dérivé lui-même de la combinaison de l'ectoderme et du mésoderme, crut que ce fait était susceptible d'expliquer la présence des tumeurs et la complexité de leur constitution. Fraenkel invoqua une invagination ectodermique accidentelle qui aurait entraîné les éléments de l'ectoderme, d'où la formation du cartilage et de l'os.

Cette théorie de l'enclavement est restée classique à juste titre, car nous devons dire, dès maintenant, qu'exposée comme l'avait fait Verneuil, expliquée et complétée par les travaux de M. Lannelongue, elle explique la formation d'un grand nombre de tumeurs, et dans le cas particulier qui nous occupe s'applique d'une façon absolue à la création des tumeurs dermoïdes scrotales, par défaut de coalescence des différents bourgeons qui entrent dans la constitution des bourses et du périnée, ainsi que M. Retterer l'a démontré.

Les expériences de Masse, de Bordeaux, ont pu donner un certain crédit aux hypothèses de His et Fraenkel ; Masse ayant greffé des lambeaux épidermiques sur le péritoine, a vu se produire au bout de quelques mois une petite tumeur épidermoïdale rappelant un kyste dermoïde par enclavement. Il est trop absolu de conclure que pareille tentative soit susceptible d'apporter des preuves réelles aux théories de His et Fraenkel, car la présence des feuillets du blastoderme dans la glande génitale primordiale n'explique pas la production de fragments organiques dans les tumeurs tératoïdes. Il est d'autre part exagéré d'invoquer l'origine ectodermique du canal de Wolff comme susceptible de motiver le développement de tumeurs intra-testiculaires ou intra-ovaiennes. En réalité le canal de Wolff ne prend aucune part à la formation de la glande génitale et si les rapports intimes avec l'ectoderme peuvent provoquer l'apparition de tumeurs, il ne peut s'agir que de tumeurs paraglandulaires ; c'est ce que nous trouvons nettement établi dans un travail paru dans les *Archives d'anatomie pathologique de Wirchow* et dû à Robert Mayer, de Berlin. Cet auteur a observé, chez des fœtus féminins dans le ligament large, sur le cordon spermatique et l'épididyme chez des mâles, de petites masses constituées par des débris épidermiques renfermées dans une enveloppe de tissu conjonctif et qu'il dénomme « kystes ectodermiques » en raison de leur contenu. Robert Mayer explique la formation de ces masses par un processus voisin de l'enclavement proprement dit, par la dispersion des germes : par suite de la disposition embryogénique du fœtus, il arrive que des débris de l'ectoderme se trouvent égarés et par suite du développement prépondérant du corps de Wolff, ces éléments erratiques vont se développer dans la zone génito-urinaire. En ce qui concerne le développement de la paroi conjonctive qui entoure la production, Mayer ne peut rien affirmer et cette question reste incertaine. Cet auteur ne cherche pas d'ailleurs à appliquer le processus de la dispersion aux tumeurs intra-glandulaires, il ne se préoccupe pas de ces productions morbides, il se contente de montrer que ses « kystes ectodermiques » se sont développés dans les annexes des organes génitaux et que « semés » en un terrain qui n'est pas leur sol natal, ils ne sont susceptibles que d'un développement très précaire. Nous ne pensons pas qu'il y ait intérêt à élargir le champ de cette hypothèse ; il semble que Mayer ait vu que pareille interprétation ne pourrait mener qu'à des doutes insolubles et il y a vraiment très loin de la petite masse épidermique qu'il a observée aux tératomes si complexes que nous avons décrits. Nierons-nous l'hypothèse de Mayer ? Non, il est admissible de penser que quelques éléments erratiques provenant de l'ectoderme peuvent se greffer sur des tissus voisins ; nous savons qu'ils n'ont que peu de chances de développement. Comme nous l'explique l'auteur allemand, nous pouvons penser que leur faible vitalité serait vite épuisée au milieu de cellules aussi actives que les cellules génitales ; ils entreraient en régression et disparaîtraient. C'est pourquoi nous laisserons la théorie de la dispersion dans le cadre étroit que lui a tracé son auteur.

D *Théories physiologiques.* — En dehors des arguments que l'on peut opposer à chacune des théories histogéniques et embryogéniques, il en est quelques-uns que l'on peut leur opposer d'une façon générale. C'est s'éloigner trop vite de l'anatomie pathologique des tumeurs qui nous occupent que de s'adresser seulement à l'histologie pour vouloir expliquer leur formation ; leur organisation même rudimentaire rappelle une structure fœtale et ce fait doit ramener l'attention vers l'idée d'un processus de fécondation. Or qui dit fécondation dit organes générateurs, et cela nous ramène à la nécessité de la présence d'un ovule qui seul peut expliquer la formation d'un embryon. Waldeyer est le premier qui se soit basé sur ce fait physiologique pour expliquer la production des tératomes, mais il n'a fait que modifier les théories histogéniques en attribuant l'origine de ces tumeurs au développement anormal de certaines cellules de l'épithélium germinatif qui, au lieu de se transformer en ovules, seraient restées inactives dans les tubes de Pflüger ; ces cellules seraient susceptibles, plus tard, de subir deux processus différents. Restant semblables à elles-mêmes, elles donneraient des masses épithéliales analogues aux kystes muqueux à cils vibratiles que l'on trouve dans l'ovaire, ou en vertu de leur propriété génitale première, conservant leur caractère de pouvoir par bourgeonnement ou division donner naissance à des cellules différentes d'elles-mêmes, elles seraient susceptibles de réaliser les types variés que nous connaissons. Bien que cette théorie ait été créée pour expliquer la formation des tumeurs tératoïdes de l'ovaire, la parfaite analogie qui existe entre les productions à débris fœtaux des deux glandes mâle et femelle nous permet de l'appliquer aux tumeurs testiculaires ; mais cette théorie hybride a tous les inconvénients des théories histogéniques sans présenter aucun des avantages de la théorie parthénogénétique que nous allons exposer maintenant et qui semble seule véritablement explicite, et donne une cause à la rareté des tératomes testiculaires par rapport à la fréquence de ceux de l'ovaire.

C'est en 1872, qu'Œllacher, de Leipzig, a exposé les principes de la parthénogenèse que M. Mathias Duval devait défendre, à son tour, à la *Société de biologie de Paris*, quatre ans plus tard; les remarquables travaux de Dareste ont apporté un contingent de faits nombreux et démonstratifs à cette question particulièrement délicate. Primitivement ces hypothèses n'avaient aucun rapport avec les productions tératoïdes qui nous occupent et c'est Ch. Répin qui, le premier, dans sa thèse de 1892, exposa les rapports qui unissent les kystes dermoïdes de l'ovaire au processus parthénogénétique. Les arguments qu'apporte Répin sont suffisamment explicites pour que l'origine de ces tumeurs ovariennes ne soit plus douteuse: mais lorsque cet auteur aborde l'étude des tumeurs intratesticulaires, fort de l'opinion classique à cette époque que la tumeur tératoïde était toujours paratesticulaire, « annexée, dit-il, à l'épididyme ou au corps d'Highmore, c'est-à-dire à des organes qui ne sont pas les homologues de l'ovaire, mais du parovarium », il relègue l'origine des tératomes testiculaires dans les phénomènes d'inclusion: car si toutes les productions avaient la même origine, il existerait des tumeurs intratesticulaires, ce qui n'est pas. Ce que nous a appris l'anatomie pathologique va nous permettre de discuter ces conclusions et de montrer que les phénomènes parthénogénétiques ne sont pas étrangers à la glande mâle.

Qu'entendons-nous par parthénogénèse?

C'est par oviparité que se reproduisent les animaux,

et l'œuf n'est susceptible de jouer un rôle utile qu'après fécondation, il ne peut se développer qu'après union des deux éléments mâle et femelle; cependant il n'en est pas toujours ainsi. Chez certains molluscoïdes inférieurs comme le biphore, nous voyons le métazoaire, c'est-à-dire l'individu transformable qui prend place entre l'œuf ou protoblaste et le typozoaire, quitter rapidement son œuf et entrer dans le monde extérieur, où ayant à vivre et à lutter, il s'organise; il devient un animal, mais un animal différent de celui qui a produit l'œuf dont il dérive, et il est susceptible de reproduire des êtres non par oviparité mais par gemmiparité ; ce cycle générateur anormal est le type de la génération alternante. Voilà donc déjà un phénomène où la fécondation est inutile.

Prenons maintenant une espèce supérieure aux molluscoïdes et intermédiaire aux invertébrés et aux mammifères. « Les pucerons possèdent deux modes de reproduction : à l'automne les femelles fécondées par le mâle à la façon ordinaire pondent des œufs d'où sortent au printemps suivant de nouveaux individus qui sont tous des femelles, et comme tous les mâles de l'année précédente ont péri pendant l'hiver, elles ne peuvent être fécondées. Cependant elles ne restent pas stériles, mais au lieu de pondre des œufs comme leurs mères, elles mettent bas des petits vivants; ces petits sont également vivipares, si bien qu'on voit pendant l'été se reproduire plusieurs générations de pucerons femelles et c'est seulement à l'entrée de l'automne que naissent les mâles. En plaçant les insectes dans des conditions favorables à ce mode singulier de reproduction, on a pu obtenir plus de dix générations de femelles aptes à se multiplier sans le concours du mâle; seulement ces pucerons engendrés par un semblable processus sont de plus en plus mal conformés et souvent monstrueux; ils peuvent même manquer d'organes importants tels que l'intestin. » En réalité la différence qui existe entre deux pucerons nés par un processus normal ou un processus parthénogénétique est plus apparente que réelle; ceux qui naissent vivants proviennent également d'un œuf qui apparaît sous l'abdomen à la place qu'occupe l'ovaire sur le puceron sexué: lorsque cet œuf a acquis un certain développement, un disque blastodermique apparaît à l'un des pôles, la segmentation a lieu et sur ce disque se développe l'embryon qui sera l'être que nous connaissons. Le phénomène que nous observons si bien caractérisé chez le puceron, nous le retrouvons chez l'abeille mais limité, atténué, puisque dès la deuxième génération le processus s'arrête comme si l'être produit n'avait plus de propriétés suffisantes pour créer un être semblable à lui-même. En effet, la reine pond deux sortes d'œufs : les uns qui ont été fécondés par le mâle produisent des abeilles ouvrières; les autres qui n'ont pas été fécondés donnent des mâles qui, après avoir rempli leur rôle fécondateur, disparaissent rapidement.

Cette propriété de reproduction sans acte fécondateur apparent est la parthénogénèse, et l'œuf ainsi produit est un œuf parthénogénétique.

Pouvons-nous rapporter aux vertébrés supérieurs ce moyen de procréation? D'une façon normale, non; chez eux la copulation est la condition nécessaire à toute reproduction, mais l'œuf non fécondé subit constamment un commencement de segmentation qui est une forme atavique de la parthénogénèse ; ce sont les travaux de M. Mathias Duval sur des œufs d'oiseaux non fécondés qui élucidèrent la question ; des constatations analogues furent faites chez la grenouille par Bishoff et Leuckart, chez la truie par Bishoff, et par Hensen chez une lapine dans un oviducte dont la lumière était oblitérée dans son trajet. En ce qui concerne l'espèce humaine elle-même, M. Mathias Duval a rapporté une observation caractéristique due à Ch. Morel. « Chez des femmes mortes de péritonite puerpérale, dix jours après l'accouchement, on a rencontré plusieurs ovules mesurant $\frac{1}{10}$ à $\frac{1}{7}$ de millimètre dans lesquels la segmentation était aussi nettement indiquée que dans des œufs fécondés ; mais les cellules du pseudo-blastoderme avaient déjà subi la dégénérescence graisseuse. Tous ces ovules étaient entourés d'une zone cellulaire provenant du disque proligère de la vésicule de Graaf et dont les éléments sphériques ne pouvaient être confondus avec les cellules polyédriques résultant de la segmentation du vitellus. La segmentation du jaune est donc possible sans fécondation préalable ; du reste le phénomène de la segmentation de l'œuf non fécondé n'a rien d'anormal en soi, car l'ovule n'est qu'une cellule et chaque jour on observe que les cellules de l'organisme, sous l'influence d'une cause irritante, d'un choc par exemple, offrent aussi une segmentation ou prolifération nucléaire, à la suite de laquelle naissent les produits pathologiques les plus variés. »

Il ne saurait donc y avoir de doute sur l'existence de

la parthénogenèse dans l'ovaire de la femme et nous n'insisterons pas davantage sur cette question que des travaux plus récents ont surabondamment démontrée ; il est par suite facile de déduire comment pourra se former dans l'ovaire une tumeur à débris fœtaux, résultat d'une transformation parthénogénétique. Un ovule subit dans l'ovaire la segmentation, et comme la parthénogenèse n'est pour l'espèce humaine qu'une propriété très peu développée, reste d'une fonction peut-être atavique, il en résulte la production d'un être incomplet, amorphe, acardiaque, ne possédant que des fragments d'organes, et assimilable à un certain degré à ces êtres monstrueux que donne une parthénogenèse normale mais épuisée. Ainsi se trouve expliquée la production des tumeurs embryonnées de l'ovaire, théorie qu'Œllacher avait soupçonnée et que Répin a établie définitivement.

En nous basant sur ce fait embryologique, que l'ovaire et le testicule naissent l'un et l'autre aux dépens du corps de Wolff, nous allons chercher à établir que les phénomènes parthénogénétiques sont susceptibles d'expliquer la formation des tératomes testiculaires. Pour arriver à ce but il faudrait attribuer aux éléments de la spermatogenèse un pouvoir analogue à celui de l'ovaire, mais rien ne vient contrôler pareille supposition ; au contraire, nous voyons la parthénogenèse s'arrêter chez l'abeille avec la naissance des mâles comme si l'essor donné à la production asexuée se trouvait brusquement interrompue, tandis que naissent successivement sans fécondation jusqu'à dix générations de pucerons femelles. La parthénogenèse de l'élément mâle nous semble donc bien improbable ;

mais ne peut-on admettre qu'au moment où dans l'embryon, la glande génitale se développe aux dépens de l'épithélium du cælome, lorsque la différenciation sexuelle se produit, elle ne puisse avoir lieu sur un mode hermaphrodite, c'est-à-dire que si par exemple le processus génital s'oriente vers le type mâle, quelques éléments épithéliaux pourraient se développer sur le type femelle et aboutir à la production d'un ou plusieurs ovules. Cet ovule perdu au milieu des éléments mâles *ou en connexion avec eux* pourra entrer en régression, ou conservant les propriétés inhérentes à son sexe, pourra se segmenter et donner naissance par conséquent à une tumeur embryonnée analogue à celles de l'ovaire. Pareille hypothèse n'a rien d'exagéré, car en réalité l'épithélium de la glande mâle, contient comme l'épithélium germinatif, des ovules primordiaux et la persistance de ces ovules a été constatée dans le testicule, jusqu'à la puberté, par Balbiani. Ce dernier fait est donc suffisamment démonstratif et les tératomes du testicule peuvent naître par segmentation parthénogénétique d'un ovule. Cette théorie est la seule qui permette d'établir la cause de la rareté des tumeurs embryonnées des organes génitaux mâles, car l'évolution du corps de Wolff sur un mode hermaphrodite est nécessairement un processus peu fréquent. On opposera à ces conclusions que, s'il en était ainsi, les tumeurs para-ovariennes devraient être aussi fréquentes que celles qui naissent en connexion avec le testicule ; nous répondrons que les tératomes intratesticulaires sont rares parce que l'ovule erratique qui les peut produire, se trouvant dans l'albuginée au milieu d'éléments à développement actif comme ceux de la spermatogenèse, subit une régression presque fatale. Il disparaît comme étouffé, tandis que s'il se trouve seulement annexé à la glande mâle dans la cavité vaginale, il est dans des conditions à peu près identiques à celles qu'il rencontre dans l'ovaire, il peut se segmenter et se développer librement ; de là la fréquence plus grande aussi des tumeurs paratesticulaires.

Ainsi de toutes les théories que nous avons exposées, la parthénogenèse est la seule qui explique la formation des tumeurs embryonnées en donnant la raison de leur rareté, et nous pensons qu'elle peut être admise puisqu'elle respecte à la fois l'anatomie pathologique et la clinique.

SYMPTOMES

La symptomatologie des tératomes du testicule est très variable suivant l'époque à laquelle on est appelé à les examiner. Verneuil, en 1855, avait été frappé par ce fait et avait divisé l'étude des symptômes en deux parties :

Dans une première période, la tumeur passe complètement inaperçue, ou son développement est si peu marqué que le malade ou son entourage n'y prête que peu d'attention ;

A la deuxième période, apparaissent les accidents, sous l'influence de différentes causes que nous allons étudier ; ces accidents ne se présentent pas toujours, mais le volume exagéré ou tout au moins gênant de la masse amène le malade à réclamer l'intervention d'un praticien.

Nous n'avons que peu à nous occuper de la première période : d'une façon générale la production existait dès la naissance, mais plus ou moins perceptible, et souvent ni le malade ni ceux qui l'ont soigné dans son jeune âge ne sont capables de donner le moindre renseignement précis sur la date du début de l'affection. Si, plus tard, à la suite de l'inflammation des téguments, la tumeur plus ou moins largement entr'ouverte laisse échapper des débris caractéristiques, le diagnostic s'impose. En dehors de cette complication rare, d'ailleurs, le volume gênant du scrotum est la seule cause des préoccupations du malade.

C'est à une époque très variable que le développement de la tumeur commence à devenir inquiétant : le petit malade de Corvisart avait 20 mois, celui de Broca 16 mois, le malade qu'opéra M. Mauclaire avait trois ans ; mais, en général, c'est entre 8 et 18 ans que le scrotum atteint un volume exagéré, et quelquefois beaucoup plus tard : le malade de Coville était un homme de 64 ans. L'opinion de Verneuil reste vraie cependant, et c'est le plus souvent vers l'époque de la puberté que le tératome commence à s'accroître d'une manière appréciable, cela est bien en rapport avec son origine parthénogénétique, l'augmentation de volume se produisant le plus souvent au moment où le développement génital de l'individu commence.

Au début de ce développement exagéré, le malade fait souvent intervenir une cause déterminante et il est hors de doute que des traumatismes même peu prolongés peuvent ici avoir un rôle, il s'agit souvent d'un effort, d'un choc violent ; mais il ne faudrait pas exagérer le rôle des faits de ce genre et nous nous arrêterons peu au pouvoir que l'on a attribué à l'excitation génésique (le malade de Saint-Donat étant « avec une dame de qualité qui lui permettait quelque attouchement... », ressentit brusquement une vive douleur dans le testicule droit). Nous pouvons dire qu'en général, une circonstance tout fortuite permet au malade de constater la présence de la tumeur qu'il porte.

Lorsqu'on examine le scrotum d'un individu porteur d'une tumeur du genre de celles que nous étudions, on constate une augmentation de volume de l'un des côtés et du côté droit le plus souvent. Les téguments sont intacts, la peau du scrotum a gardé son apparence habituelle ou est plus ou moins déplissée suivant le volume de la masse qu'elle contient. Ce n'est que dans certains cas où la tumeur extravaginale est très superficielle que la peau prend une coloration particulière, d'un blanc laiteux dans le cas de Velpeau. On constate à la palpation la présence dans les bourses, d'une tumeur ovoïde, de volume variant de la grosseur d'une petite mandarine à celui d'un œuf de pigeon ou même moins encore comme dans le cas de Power. D'une façon générale le volume d'une production intraglandulaire est toujours beaucoup plus limité que s'il s'agit d'une tumeur en simple connexion avec le testicule. Le tératome a une surface à peine mamelonnée ou couverte de bosselures irrégulières, où l'examen le plus minutieux ne permet pas, le plus souvent, de répérer la place de la glande génitale, et nous trouvons ce symptôme nettement indiqué dans la plupart des observations ; c'est exceptionnellement que par la pression on provoque la douleur propre à la glande génitale, comme dans les cas de MM. Le Dentu et Chevassu. Il semblerait que pour les tumeurs paratesticulaires, on pourrait le plus souvent arriver à isoler le testicule ; il n'en est rien cependant et sur ce point le diagnostic reste hésitant, parce que la masse morbide s'est développée en déformant, en aplatissant le parenchyme glandulaire qui dans la majorité des cas est atrophié ou transformé.

La consistance de la tumeur est variable : tantôt elle est simplement rénitente, ne présentant pas de fluctuation réelle, mais de consistance assez souple ; tantôt elle présente par places des parties molles, dépressibles et fluctuantes, réductibles même à un certain degré, surtout au niveau des bosselures ; en d'autres points, elle est résistante, dure, comme osseuse ou cartilagineuse. Elle est complètement indolore et ce symptôme est nettement indiqué par tous les observateurs, quel que soit le volume de la tumeur, elle reste absolument indolente, ne provoquant que de la gêne par suite de son volume exagéré : l'un des malades de Coville « cultivateur et négligent, bien qu'âgé de 64 ans, ne prêtait à son état que peu d'attention et ne pouvait que difficilement donner de renseignements sur la façon dont se comporta sa tumeur, qu'il avait acceptée comme une infirmité incurable, mais très acceptable » ; le malade de M. Chevassu ne demandait à être opéré que pour subir un examen médical, à la veille de son entrée dans une école militaire.

Un autre caractère de ces tératomes est leur opacité marquée ; dans certaines observations on a signalé parfois une transparence très nette, mais la texture de ces masses embryonnées rend pareille assertion bien incertaine, et il est permis de penser que l'on a attribué à la tumeur elle-même une transparence due à une légère hydrocèle concomitante.

La tumeur est appendue au cordon spermatique, à la place même du testicule ; il est généralement sain ou présente une augmentation de volume assez marquée et répartie sur toute sa longueur.

Il ne peut y avoir d'adénopathie inguino-crurale qu'autant qu'une infection surajoutée sera venue entraîner des phénomènes inflammatoires ; il n'y a jamais de ganglions lombaires, les tératomes ne sont pas des productions malignes, ils n'ont aucune tendance à infecter l'organisme, cela ressort de leur anatomie pathologique autant que de leur origine, mais nous aurons à revenir sur ce point à propos du pronostic.

L'état général du malade reste bon, même avec une tumeur volumineuse.

Ainsi donc, en présence d'une tumeur congénitale s'étant accrue lentement, ou un peu brusquement sous l'influence d'une cause inconnue, siégeant au niveau du testicule droit, peu volumineuse, lisse ou bosselée, fluctuante par places, dure en d'autres points, mais absolument indolente, alors que l'individu qui la porte ne présente aucune adénopathie symptomatique, n'est pas cachectisé, on sera en droit de penser à une tumeur embryonnée du testicule que le parenchyme glandulaire soit intéressé ou non.

DIAGNOSTIC

Les caractères que nous venons de décrire pourraient faire penser que le diagnostic des tératomes du testicule est généralement facile et qu'il a été fait dans la plupart des cas ; cependant il n'en est rien et deux facteurs importants en sont la cause : d'abord, la rareté de la tumeur à laquelle beaucoup d'observateurs n'ont souvent pas songé ; en second lieu, les renseignements très incomplets qu'apporte le malade sur la date de début de la tumeur que contient son scrotum. Ce n'est que dans quelques cas exceptionnels que ce diagnostic a été fait par MM. Le Dentu, Berger, Reclus, Chevassu, en négligeant naturellement de citer les cas où le diagnostic fut fait alors que l'inflammation des téguments avait produit une escarre, et que les débris caractéristiques faisaient issue à travers la fistule ainsi creusée, comme cela se présenta dans le cas d'André de Péronne.

Les différents observateurs ont presque toujours porté le même diagnostic inexact ; nous laisserons de côté certains diagnostics peu clairs comme celui de pneumatocèle dont il fut question en certain cas. On a généralement conclu à une hydrocèle ou un sarcocèle ; on a pensé aussi à une manifestation syphilitique. Verneuil à propos du malade de Guersant songea à de la tuberculose, mais ne s'arrêta pas à pareille conclusion, la tuberculose génitale étant rare chez les enfants. Guersant lui-même avait pensé à quelque tumeur fibro-plastique, mais sans rien affirmer. En dernier lieu le diagnostic ne fut pas fait, l'opération était largement justifiée par le développement de la masse pathologique, et il en fut ainsi dans la plupart des cas.

Le diagnostic sera, en général, toujours délicat, et on devra songer à différencier le tératome d'un certain nombre de lésions portant sur le testicule lui-même ou sur ses annexes, sur les parties voisines ; parmi les dernières nous compterons la hernie, l'hydrocèle vaginale, la vaginalite plastique, un kyste dermoïde du scrotum. Parmi les lésions de la glande et de ses annexes, il faudrait éliminer l'orchite, la tuberculose épididymaire, et surtout les différentes productions malignes du testicule, enchondrome, sarcome, etc., et la maladie kystique.

Si la tumeur n'était pas nettement descendue dans le scrotum, qu'elle ait été constatée dès la naissance, ou que très volumineuse elle remontât à l'anneau inguinal externe, elle pourrait en imposer pour une hernie, mais un tératome n'est jamais franchement réductible, et Pearce Gould qui observa un cas de ce genre a noté ce caractère. Un examen minutieux montrerait l'absence des symptômes classiques attachés à la présence de toute hernie inguinale.

Le diagnostic présentera toujours plus de difficultés s'il faut différencier un tératome plus ou moins rénitent d'une hydrocèle vaginale et la fréquence des épanchements concomitants avec les affections testiculaires viendra encore ici obscurcir la question ; si bien qu'un épanchement important masquant les autres symptômes empêcherait probablement de faire le diagnostic. Mais l'épanchement qui accompagne les tératomes du testicule est généralement peu abondant, et on ne devra pas perdre de vue l'étude des commémoratifs. En cas de doute la ponction pourrait être d'un précieux secours, mais elle ne pourrait être concluante qu'autant que le trocard ramènerait des débris caractéristiques ; il ne faut, d'autre part, pas oublier que les kystes de la tumeur peuvent contenir un liquide séreux analogue à celui d'une hydrocèle, on pourrait dans ce cas se baser sur la petite quantité de liquide évacué pour penser au tératome, mais surtout sur la persistance de la tumeur après évacuation de la cavité vaginale.

Aux difficultés qu'imposerait la nature même d'une hydrocèle vaginale, s'ajouteraient de nouvelles causes d'erreur si l'on admettait l'hypothèse d'une vaginalite plastique ; la résistance de la coque fibreuse, son opacité absolue, sa forme et aussi le liquide coloré que pourrait ramener une ponction sont autant de symptômes qui rendraient le diagnostic très difficile. L'évolution par poussées successives de la vaginalite plastique pourrait être aussi une cause d'erreur, car on voit parfois le tératome se développer par une série de poussées plus ou moins éloignées les unes des autres, mais les poussées congestives et inflammatoires de la vaginalite ont une physionomie particulière et qui ne peut être réellement confondue avec celle des différentes étapes apyrétiques du tératome.

La présence d'un kyste dermoïde du scrotum situé en dehors de la vaginale sera difficilement établie, à moins qu'il ne soit très superficiel et qu'il n'empiète sur le périnée comme dans le cas que cite M. Reclus, comme chez les malades de Willet et de Rosi. Il sera toujours difficile de dire si le testicule est intéressé comme dans le cas de Velpeau, de Feliciani où la production kystique avait contracté des adhérences avec la vaginale du côté gauche.

Les difficultés déjà très grandes que l'on aurait à éliminer des lésions périglandulaires seraient considérablement accrues si la palpation montrait une masse où il ne serait pas possible de voir une affection des enveloppes de la glande.

On ne saurait s'arrêter à l'idée de quelque orchite, la marche rapide et les antécédents élimineraient immédiatement cette hypothèse ; on ne pourrait guère confondre un tératome avec une bacillose génitale, l'hydrocèle concomitante pourrait tout au plus être une cause d'erreur ; mais, l'examen du canal déférent et le toucher rectal qui montrerait l'état de la prostate et des vésicules séminales seraient des signes cliniques de première valeur ; l'étude de l'état général du sujet serait aussi d'un précieux secours en quelques cas. On pourrait s'arrêter davantage, peut-être, à l'idée d'une lésion syphilitique ; mais chez les jeunes enfants, la syphilis procède surtout par atrophie du testicule et d'autres symptômes de syphilis congénitale viendraient éclairer la question. Chez l'adulte, l'histoire d'une syphilis récente lèverait tous les doutes, et en cas d'incertitude, le traitement spécifique serait la pierre de touche.

Plus qu'en toute autre circonstance, le diagnostic serait difficile si l'on soupçonnait, à la place du tératome, la présence d'une tumeur maligne du testicule. Nous n'entrerons pas dans la question de classification créée par Munch pour les tumeurs du testicule en général, et la série des tumeurs embryoïdes créée par l'auteur allemand ne devant pas être étudiée ici, nous ne chercherons pas à montrer le lien de parenté qui unit toutes les tumeurs de la glande génitale mâle sans distinction, ce serait vouloir entrer dans la question du développement néoplasique, ce que nous ne saurions faire sans sortir du cadre de ce travail puisque les tératomes ont une évolution essentiellement bénigne.

Pour éliminer, en clinique, l'idée de production maligne, c'est seulement par l'étude de l'évolution et des commémoratifs que le diagnostic pourra être fait ; l'indolence absolue, l'absence de toute adénopathie lombaire et la persistance d'un bon état général seront les bases sur lesquelles on s'appuiera pour s'arrêter à l'idée d'un tératome. Mais bien souvent on restera dans l'incertitude, surtout en ce qui concerne la maladie kystique, et le diagnostic ne sera fait qu'après l'opération, à moins qu'une ponction ramène les débris que l'examen microscopique attribuera à une tumeur tératoïde.

En résumé, c'est en se basant sur les symptômes de congénitalité, d'indolence absolue, d'adhérence au testicule, qui sont en somme des symptômes cardinaux que l'on pourra parfois faire un diagnostic exact ; et nous ne saurions mieux expliquer la chose que de rappeler ici les raisons pour lesquelles M. Le Dentu porta le diagnostic de tératome lorsqu'il eut, en 1887, l'occasion d'observer une tumeur de ce genre : « J'avais diagnostiqué un tératome ; la tumeur mesurait 18 centimètres sur 15, présentait le volume d'une tête de fœtus à terme, elle était recouverte par des téguments sains, non adhérents, présentant une vascularisation normale. La masse était de consistance inégale, très dure par places, franchement fluctuante sur d'autres points ; elle siégeait à droite, était opaque. Le testicule pouvait y être délimité assez nettement ; il n'y avait pas de ganglions lombaires. Il ne pouvait s'agir ni d'une production maligne, ni d'une hématocèle, ni d'une tumeur kystique simple.

Le début remontait à l'enfance, sans qu'il soit possible de préciser la date. La tumeur s'était accrue lentement, graduellement, sans avoir jamais été le siège de poussées inflammatoires ; son évolution n'avait aucun rapport avec celle des tumeurs malignes. L'inégalité de sa consistance était en opposition avec tout ce que l'on sait de l'hématocèle ou des collections séreuses. Son volume ne répondait nullement aux caractères des maladies kystiques pas plus que les dimensions des cavités. Le diagnostic de tératome s'imposait, je le formulai sans avoir pratiqué la ponction exploratrice, la jugeant inutile ».

PRONOSTIC

Des symptômes que nous venons d'étudier et d'appliquer au diagnostic découle un pronostic plutôt favorable, mais nous devons cependant faire ici une réserve. En étudiant l'anatomie pathologique, la pathogénie et les symptômes, nous avons pu, en donnant les raisons de cette confusion volontaire, unir dans une même description les tumeurs paratesticulaires et celles aussi qui se développent au sein du parenchyme glandulaire ; mais il nous faut ici les séparer, car si le pronostic général est favorable, il est très réservé, s'il s'agit d'un tératome intraglandulaire du type de celui qu'extirpa M. Mauclaire, la fonction de la glande est là naturellement perdue ; les conditions favorables qui se trouvaient réunies dans le cas de M. Chevassu ne peuvent en effet être qu'exceptionnelles. En ce qui concerne les tumeurs paratesticulaires, le pronostic local est beaucoup plus favorable bien que souvent le testicule soit très déformé, souvent en partie atrophié ; mais dans la plupart des cas où pendant une opération on a ménagé la glande, et où on l'a laissée dans le scrotum, nous voyons cet organe reprendre postérieurement sa forme et son volume normaux, c'est ce que nous montrent les observations citées de Verneuil et de M. Le Dentu.

Le développement d'un tératome testiculaire est parfaitement compatible avec l'existence : l'un des malades de Coville avait 64 ans, un autre 38 ans ; les uns comme les autres étaient pères de famille. On pourrait penser, après ce qui a été indiqué de l'hypothèse de Wilms, établissant que toutes les tumeurs du testicule ont une origine commune, que les tératomes qui nous occupent sont susceptibles de dégénérer et de devenir le point de départ de productions malignes ; il n'en est heureusement rien, nous l'avons vu et nous ne trouvons dans la littérature médicale qu'un seul cas de complication de ce genre, il s'agit de l'observation de Spiess : le testicule extirpé présentait des traces d'altération encéphaloïde et le malade étant mort quelques jours après, on trouva à l'autopsie, une généralisation encéphaloïde des poumons et un ganglion de même nature à la partie inférieure du rein gauche.

Nous n'insisterons pas sur les phénomènes d'inflammation locale des téguments scrotaux, ils ne présentent rien de particulier.

TRAITEMENT

La question du traitement des tératomes testiculaires se résume en quelques mots :

Est-il nécessaire d'opérer ?

A quelle époque doit-on opérer ?

La nature de ces tumeurs indolentes, souvent d'un volume peu considérable, n'ayant aucune tendance à infecter l'organisme pourrait laisser penser que toute intervention est inutile, et qu'il serait suffisant de protéger la masse morbide par un suspensoir approprié ; cette abstention systématique ne saurait être légitime, et le seul volume de la tumeur, volume qui peut être une gêne, sinon une infirmité, suffit pour justifier l'intervention, et cette conduite a été suivie par presque tous les chirurgiens qui ont eu l'occasion d'observer des tératomes testiculaires. Cette question ne semble donc guère discutable, mais à quel moment cette intervention devra-t-elle se produire ? Devra-t-on opérer même dans le jeune âge, alors que la masse embryonnée n'aura qu'un très faible volume, ou faudra-t-il attendre que le développement se soit accentué ? Nous pensons qu'il y a intérêt à ne pas attendre, et à opérer dès que le diagnostic est établi puisque la tumeur doit fatalement s'accroître, peut-être rapidement, et qu'à un moment donné elle deviendra forcément gênante.

En ce qui concerne l'opération, on devra se résoudre à la castration, à moins que le palper ne permette d'isoler nettement le testicule : dans ce dernier cas on posera en principe qu'il faut énucléer la tumeur pour laisser la glande dans le scrotum. Généralement, ainsi que nous l'avons vu, il ne sera pas possible de diagnostiquer si le testicule est ou n'est pas intéressé ; on s'arrêtera donc à une castration en réservant d'énucléer la glande, si au cours de l'intervention, elle paraît susceptible d'un développement ultérieur. En présence d'une tumeur ayant des caractères aussi tranchés que celle qu'examina M. Mauclaire, il ne pourrait y avoir la moindre incertitude ; pareil cas est justifiable de la castration.

Nous n'entrerons pas dans de grands détails sur la technique opératoire à suivre, c'est celle qui est applicable à toutes les interventions chirurgicales qui s'adressent au testicule. M. Sébileau l'a indiquée simplement à l'article *Testicule* du traité de chirurgie de Le Dentu et Delbet :

1° Incision du scrotum ;

2° Incision du sac vaginal ;

3° Enucléation de la masse morbide, toutes les fois que la chose sera possible ;

4° Ligature et section du cordon, en cas de castration ;

5° Suture de la vaginale ;

6° Suture de la peau, pansement.

Il pourrait y avoir intérêt à compléter l'intervention

par une tentative de prothèse testiculaire, au moyen d'une petite masse ovoïde ayant la forme de la glande et faite d'aluminium ou de caoutchouc rouge ; cette tentative pourrait être plus qu'une simple « coquetterie » si l'on avait affaire à un malade impressionnable d'un âge déjà avancé.

CONCLUSIONS

De cette étude nous nous croyons autorisé à conclure :

1° Il existe des tératomes intratesticulaires bien caractérisés et nous avons pu à côté de 23 cas de tumeurs paratesticulaires isoler neuf observations de tumeurs intratesticulaires.

2° La parthénogénèse est la théorie qui semble expliquer le plus simplement l'origine de ces masses embryonnées, et elle s'applique aussi aux tumeurs paratesticulaires ; elle est la seule théorie qui donne une explication de la rareté de ces divers tératomes par rapport à la fréquence de ceux de l'ovaire ;

3° L'intervention doit être précoce et est toujours justifiée par le volume gênant de la tumeur ; on doit toujours au cours de l'opération s'efforcer de conserver la glande génitale que la tumeur soit para ou intratesticulaire.

OBSERVATIONS

De tératomes intratesticulaires.

Observation I

(L. Corvisart in Verneuil, *Mélanges*, t. II, 1855.)

Arthur Berrot, âgé de 20 mois, naquit avec quelque chose de particulier aux bourses ; la femme qui le soigne et qui n'est pas sa mère, ne peut donner aucun renseignement précis, cette femme ne l'ayant auprès d'elle que depuis deux mois. Lorsqu'elle a pris l'enfant, les bourses étaient dans l'état où elles sont aujourd'hui, le petit malade ne paraissait nullement en souffrir. Il y a un mois environ, on vit qu'elles augmentaient de volume, on apporta le sujet à M. Nélaton qui sentit dans la bourse droite une tumeur ovoïde de la grosseur d'un œuf de pigeon, le testicule paraissait y adhérer intimement. C'était une tumeur dure, bosselée çà et là, indolente ; on pensa avoir affaire à une hydrocèle, mais une ponction pratiquée le 19 juin donna la sensation de plusieurs diaphragmes traversés, il ne s'écoula presque pas de sérosité.

Le 25 *juin*, la tumeur fut enlevée ; la guérison fut rapide.

A l'incision, quoique le cordon soit adhérent à la tumeur, il n'y a pas de trace de testicule ; on trouve des cellules graisseuses plus ou moins pressées et condensées, quelques kystes contenant un peu de sérosité, aucun globule cancéreux ; vers la partie inférieure se trouvait une poche contenant des poils très nombreux, follets, implantés sur un tissu blanc, dur, épais, dermoïde, formant calotte et qu'on peut comparer à du cuir chevelu, puis une seconde poche contenant des poils durs. On trouve au centre deux os triangulaires, à droite un os long articulé avec un autre os; à ce dernier est accolé avec fixation mobile un autre os long. N'y a-t-il pas là un humérus, un radius, un cubitus? Une sorte d'aponévrose ou de tendon part de l'extrémité inférieure du premier os long et se perd à droite dans les masses graisseuses. A gauche, il est uni à un autre os long articulé, d'une autre part à un os triangulaire plat. On trouve de plus au-dessus et à droite du premier os triangulaire un os plat quadrilatère, rosé, et au-dessous un petit point osseux et un autre enfin au dehors et au-dessus de celui-ci. On rencontre en haut et sur la ligne médiane une vésicule de sérosité sur laquelle est implantée un long poil.

Observation II

Duncan et Goodsir (in *Northern Journal of Medicine of June*, 1845).

Le Dr Duncan eut l'occasion d'enlever une tumeur congénitale du testicule chez un jeune homme de 8 ans. Lorsqu'on ouvrit la vaginale, il s'écoula une quantité considérable d'une matière mélangée de poils. En continuant l'examen, on trouva qu'une tumeur irrégulière occupait le testicule qui avait été enlevé; mais cet organe était si altéré dans sa structure qu'il ne présentait pas trace de sa composition normale, il était presque entièrement composé par du tissu fibreux renfermant des cellules graisseuses dans les aréoles et parsemé çà et là de petites masses arrondies, de couleur jaune, d'une substance dure à l'aspect granuleux rappelant les dépôts tuberculeux.

Près de la réflexion de la tunique vaginale, sur la surface du testicule, étaient fixés deux appendices en forme de massue recouverts par une tunique ressemblant au tégument ordinaire, au-dessous duquel on trouvait une certaine quantité de tissu adipeux sous-cutané.

Cette portion de peau se continuait immédiatement avec la vaginale; sur la surface des appendices et à l'angle de réflexion de la séreuse, on voyait de nombreux poils longs et fixés dans les bulbes, dont les uns semblaient canaliculés; la membrane tégumentaire sur laquelle ils étaient implantés ressemblait sous tous rapports à la peau ordinaire de la surface du corps. Un petit nombre de poils paraissait naître aussi de toute la surface de la vaginale. Au milieu des appendices qui étaient attachés au testicule et surtout dans le plus volumineux, on trouvait des masses irrégulières de cartilage offrant les corpuscules caractéristiques et quelques canaux vasculaires; dans certains points, ce cartilage était ossifié, on y reconnaissait les canaux de Havers et de nombreux corpuscules et canalicules. Une de ces pièces osseuses offrait la forme d'un sablier.

Observation III

Meckel (in Verneuil, *Mélanges*, 1855, t. II).

Observation IV

Lang (in *Archiv. für patholog. Anat.* Wirchow, t. LIII, p. 128).

J. R..., âgé d'un an et demi, porte dans la partie gauche du scrotum au lieu de testicule une tumeur du volume d'un œuf de poule sous des téguments normaux. Cette tumeur est de consistance cartilagineuse, sauf en plusieurs points où l'on peut percevoir la fluctuation ; le cordon spermatique ne présente rien de particulier, il n'y a pas de ganglions.

Au moment de la naissance, on n'avait rien remarqué ; mais peu de temps après on constata le volume anormal du testicule gauche, qui s'accrut peu à peu depuis.

Au mois de février 1870, on pratiqua une ponction qui donna issue à une goutte de sang; au mois de novembre, on pratiqua la castration dont les suites furent simples.

La tumeur est enveloppée dans deux tuniques vaginales, l'une commune, l'autre propre. En coupant la masse en deux, on trouve des kystes du volume d'un grain de millet et d'un gros haricot et séparés par des cloisons minces renfermant des indurations cartilagineuses et osseuses. En arrière et en bas, se trouve une grande cavité kystique qui sépare de la masse principale de la tumeur une petite partie portant une saillie aplatie. L'examen microscopique montre des kystes tapissés d'un épithélium à cils vibratiles, contenant des cellules épithéliales, des globules muqueux, des cartilages, du tissu osseux sans canaux de Havers ; la tunique albuginée présentait des faisceaux fibreux de diverse consistance, séparés par des amas de cellules lymphoïdes par points et prêts ailleurs à se transformer en cartilage. La partie qui se trouvait derrière le grand espace kystique se distingue par sa richesse en faisceaux et cellules nerveuses.

Observation V

Spiess (in *Bulletin de la Société d'anatomie*, 1864. Communication de Robin et Cornil).

D..., 24 ans, garçon de restaurant, entre dans le service de Richet pour une tumeur des bourses. C'est un homme de grande taille, d'une bonne santé ; il y a 3 ans, en faisant son service militaire dans la cavalerie, il s'est froissé le testicule en montant à cheval, cet organe augmenta alors de volume sans être douloureux, le malade fut soumis au traitement ioduré. Le malade est réformé. Il porte dans le scrotum une tumeur piriforme de la grosseur du poing, régulière, peu bosselée, d'une largeur de 16 centimètres sur 26 et dont le sommet correspond à l'orifice interne du canal inguinal ; elle n'est pas transparente.

Le cordon est gonflé, mais souple et sans nodosités, le canal déférent est normal.

On pense à la syphilis et on met le malade au traitement spécifique.

2 *juin*. — Castration après ponction ; suites simples.

20 *juin*. — Douleur dans la région lombaire, le malade tousse, il s'amaigrit, on constate de la parésie de la vessie. — Accidents pulmonaires.

21 *juillet*. — Décès.

A l'examen de la pièce, on trouve, après section d'avant en

arrière, sur la partie correspondante au testicule, une masse ovoïde, blanchâtre, du cartilage, puis des fragments osseux entourés d'une membrane fibreuse analogue à du périoste et percé de trous, de la substance sébacée, des poils ; en avant se trouve une masse arrondie, lisse, molle et rougeâtre, semblable à du tissu testiculaire infiltré. La masse était entourée d'une albuginée épaissie confondue en arrière au voisinage de l'épididyme très augmenté de volume.

L'examen microscopique révéla l'existence d'une production encéphaloïde au niveau de l'épididyme ; on avait trouvé à l'autopsie des traces de généralisation encéphaloïde des poumons et un ganglion était lésé de la même façon à la partie inférieure du rein gauche.

Observation VI

Power (in *Transact, of the pathological Society of London*, 1886, t. 37, p. 342).

Le testicule fut enlevé à un enfant bien portant de 4 ans ; on avait constaté la présence de la tumeur il y a trois ans. Pendant la première partie de cette période cette tumeur parut s'accroître lentement ; mais dans les dix-huit derniers mois qui ont précédé la castration, elle s'accrut plus rapidement ; avant l'ablation, le testicule était librement mobile dans le scrotum, ce dernier ne présente aucune lésion. La glande augmentée de volume semble lisse, de forme ovoïde, de contour régulier, elle est lourde. Par endroit, on a la sensation de fluctuation, mais la tumeur est nettement opaque ; à la palpation on ne sent aucune nodosité. On ne peut trouver la substance testiculaire, l'épididyme est imperceptible. La glande génitale est donc intéressée et la castration est jugée nécessaire. Le cordon n'est pas augmenté de volume. Les parents de l'enfant sont normalement conformés, autant qu'on en peut juger.

Après l'opération, un examen minutieux révéla les caractères suivants :

C'est le testicule droit qui est intéressé et cela a son intérêt puisqu'il en était de même dans les dix cas de Verneuil ; il mesure deux pouces $\frac{1}{4}$ de long sur un pouce $\frac{3}{4}$ d'épaisseur. On ne distingua pas tout d'adord le cordon qui était englobé dans une masse de tissu musculaire contenant des grumeaux sanglants ; on trouve l'épididyme sous forme d'une bande aplatie. La tumeur elle-même occupe la totalité du corps du testicule et est entourée par une tunique vaginale, lisse et épaissie, mais non adhérente. Après conservation dans l'alcool, la tumeur mesure deux pouces $\frac{1}{4}$ de long sur un pouce $\frac{1}{4}$ d'épaisseur. On constate, à la section, qu'elle est composée d'un certain nombre de kystes remplis d'une substance de consistance gélatineuse. Le volume de ces kystes est très variable ; la plupart ne dépassent pas la grosseur d'une tête d'épingle, mais une grande cavité constitue la partie postérieure de l'organe. Ce kyste volumineux contient un grand nombre de cheveux longs et fins, qui naissent des parties les plus épaisses de la membrane limitante. Le reste de la tumeur est formé par des cloisons épaisses qui séparent les kystes ; ces cloisons sont formées par du tissu dense avec de la graisse et par places du cartilage calcifié.

L'examen microscopique *montre que le tissu glandulaire a complètement disparu du corps du testicule.* La paroi du grand kyste est formée par un épiderme et un chorion. Le côté libre de l'épiderme est tourné vers l'intérieur du kyste, et il semble que la prolifération des cellules de cette paroi a formé le contenu gélatineux du kyste, ces cellules ayant elle-même une apparence colloïde ; l'épiderme est constitué par une couche épaisse d'épithélium stratifié couché sur une paroi malpighienne bien caractérisée. Par places, l'épithélium paraît refoulé en avant, formant comme une plicature au lieu de rester parallèle à la couche sous-jacente. Le chorion est formé d'un tissu conjonctif contenant dans les parties les plus épaisses une quantité considérable de graisse et un grand nombre de follicules pileux. Chaque follicule est bien développé, chacun d'eux contient un cheveu ; en connexion avec les follicules se trouvent des glandes sébacées. Le tissu conjonctif est dense et présente les caractères du tissu fibreux embryonnaire. La structure intime de la tumeur et du même type que celle qui fut examinée par le Pr Goodsir pour Duncan, d'Édimbourg.

La pièce est déposée au musée de « Saint-Bartholomew's hospital ».

Observation VII

Broca (in *Bulletin de la Société Anatomique*, 1893, p. 761).

Le malade est un enfant de 16 mois, porteur d'une volumineuse kydrocèle vaginale ; le cordon présentait des veines volumineuses. La tumeur, de la grosseur d'un œuf de poule, présentait des bosselures polykystiques et transparentes.

L'examen histologique montre des kystes plus ou moins volumineux, contenant un liquide muqueux et opaque ; la paroi présente des cellules cylindriques ayant pour base des papilles très régulières. On trouve aussi des noyaux cartilagineux entourés par du périchondre à lamelles tassées et très nettes ; on trouve également des follicules pileux et des glandes sébacées, des faisceaux de fiches musculaires lisses. Il s'agit « d'une inclusion qui aurait pris la place du testicule ».

Observation VIII

Chevassu (in *Bulletin de la Société de Chirurgie* ; communication de M. Picqué. 1898, p. 62).

Ch. L., âgé de 18 ans, porte dans le côté gauche du scrotum une tumeur de la grosseur d'un œuf de poule, ne provoquant ni gêne ni douleur, mais pouvant faire obstacle à son admission à l'école militaire de Saint-Cyr.

Antécédents héréditaires. — Nuls.

Antécédents personnels. — Nuls ; état général satisfaisant. A l'âge d'un an, le testicule gauche paraît plus gros que l'autre, mais on n'y attache pas d'importance ; à l'âge de 4 ans, la tumeur présente le volume d'une petite noix, on pratique sans résultat quelques injections d'alcool au moyen d'une seringue de Pravaz ; en 1889, on pratique une nouvelle ponction qui donne issue à un verre à liqueur d'un liquide brunâtre. La masse augmente sans cesse de volume sans provoquer ni gêne ni douleur ; pas de phénomènes inflammatoires.

M. Chevassu, appelé à examiner le malade, constate dans le scrotum gauche la présence d'une tumeur ovoïde, de la grosseur d'un œuf de poule ; la peau du scrotum est normale et ne présente pas d'adhérences. La tumeur est formée de trois portions superposées de bas en haut, de consistance très différente, mais unies entre elles ; la partie inférieure a le volume et la consisnaissance d'un testicule, la pression y provoque la sensation propre à cette glande ; le segment moyen a le volume d'un petit œuf de poule dont la grosse extrémité tournée en bas paraît enchâssée dans le segment inférieur, sa surface est unie et nettement fluctuante. L'extrémité supérieure a le volume d'une châtaigne, elle est dure, bosselée, de consistance inégale, d'une dureté osseuse par endroits. En arrière, le cordon allongé verticalement semble se continuer avec le canal déférent.

La tumeur est opaque, indolente.

Se basant sur l'origine congénitale, le développement lent, l'absence de transparence, l'indolence, l'inégalité de consistance. la fluctuation, on porte le diagnostic de *tératome du testicule.*

Restaient à déterminer les rapports du testicule avec la tumeur ; ils semblaient intimes et prouvaient que la glande devait lui être intimement unie.

La castration fut décidée dans le cas où l'énucléation aurait été impossible.

Opération. — On pratique sur la face antérieure une incision de 8 centimètres, on ouvre la vaginale un peu adhérente à l'albuginée, l'épididyme est sain. La tumeur était nettement incluse dans l'albuginée ; on incise l'albuginée et la paroi kystique en avant et en haut ; au point où la fluctuation nette et superficielle permet d'affirmer qu'il n'existe aucun tissu entre l'albuginée et le kyste, il s'écoule une petite quantité d'un liquide brun foncé ; la poche vidée, on agrandit l'incision faite.

On cherche à décortiquer la tumeur ; à la partie moyenne elle se détache facilement de l'albuginée à laquelle elle est peu adhérente, de même à la partie inférieure où elle est directement en contact avec les éléments glandulaires refoulés en ce point où ils forment une sorte de cupule sur laquelle repose le tératome. A la partie supérieure, la tumeur est plus adhérente ; mais la décortication est possible.

La tumeur étant enlevée, on excise l'albuginée devenue trop grande, on la suture à la soie ; suture de la peau.

Aucune réaction ; au 7me jour on enlève les fils, on ne constate aucun gonflement du testicule.

Un après l'opération, le testicule gauche présente le même volume, la même consistance que le testicule droit ; on détermine de part et d'autre la même sensation par la pression, il n'y a ni gêne ni douleur. On sent une petite induration linéaire à peine perceptible au niveau de la suture de l'albuginée.

La tumeur extirpée contient :

A la partie supérieure, une masse solide kystique où l'on voit du cartilage, des os, des vaisseaux, un grand kyste au pôle supérieur ;

A la partie inférieure, une grande poche vide. La membrane épaisse, fibreuse, qui enveloppe la tumeur est homogène, de telle sorte qu'elle a pu être facilement séparée du tissu même du testicule avec conservation du parenchyme. Au-dessous de cette enveloppe, on trouve une couche épaisse et continue de tissu musculaire à bres lisses, disposée en faisceaux entre-croisés ; ce tissu musculaire lisse occupe la plus grande étendue de la masse solide ; on trouve aussi du tissu adipeux. Le tissu muqueux est représenté par de grands kystes tapissés d'une couche de cellules cylindriques à cils vibratiles remplis de mucus concrété et par des kystes plus petits de même nature, par des glandes acineuses (glandes salivaires) et des glandes en tubes ; dans la même région se trouvent des lobules de cartilage entourés de périchondre. Les lobules sont au voisinage des kystes muqueux à cils vibrátiles, comme le seraient des cartilages bronchiques autour d'une bronche retenant le produit de la secrétion. Le tissu osseux est représenté par un os situé au milieu de la masse solide, os complet avec son périoste, son canal médullaire, rempli de moelle adipeuse, cet os possède des canaux de Havers. Il existe des vaisseaux normaux, beaucoup de points calcifiés avec des grains calcaires, rappelant le thymus, une agglomération de cellules pigmentées au milieu de tissu conjonctif et rappelant la choroïde oculaire ; en un point, on trouve des vaisseaux capillaires dilatés comme dans un angiome avec infiltration sanguine et pigmentation.

Observation IX

MM. Mauclaire et J. Hallé (in *Bulletin de la Société de Pédiatrie de Paris* ; séance du 22 octobre 1902, p. 269-274).

Dès la naissance, le testicule était plus gros qu'à l'état normal. Depuis six mois l'augmentation de volume a été grande. Actuellement, en examinant l'enfant, nous trouvons que le côté droit du scrotum est soulevé par une tumeur très lisse, sans bosselures. La peau scrotale n'adhère pas à la tumeur ; la surface de celle-ci est très régulière ; toutefois à la partie supérieure se trouve comme une petite tumeur surajoutée en capuchon. Il n'y a pas de liquide appréciable dans la tunique vaginale. La tumeur a le volume d'une petite orange ; en aucun point il n'y a de fluctuation ; cependant la consistance est assez souple, mais la pression du doigt ne détermine pas de godets. La tumeur n'est pas transparente. Le cordon spermatique droit est sain.

Rien de particulier à signaler pour le testicule gauche.

Pas de ganglions lombaires appréciables.

L'état général de l'enfant est très bon.

Les antécédents étaient un peu vagues, aussi le diagnostic posé fut celui de sarcome du testicule encore opérable.

Le 6 *mai*, nous pratiquons l'incision du scrotum et nous extirpons la tumeur, après avoir lié le cordon, car la tumeur ne formait qu'un seul bloc sans portion testiculaire distincte.

A la section de la masse néoplasique, nous fûmes très surpris de trouver à la partie supérieure, des portions jaunâtres comme du mastic, puis au-dessous quelques petites cavités kystiques et gélatiniformes, blanchâtres et transparentes. Il ne s'agit donc pas d'un simple kyste, mais d'un véritable tératome complexe suivant la classification de Kocher. Enfin à la partie supérieure, coiffant le testicule, est une petite masse surajoutée mais adhérente par un large pédicule à la masse totale.

L'examen macroscopique de la tumeur permettait de supposer qu'il s'agissait d'un kyste dermoïde ; l'examen histologique pratiqué par M. J. Hallé, soit sur des fragments dissociés, soit sur des coupes, a permis de confirmer pleinement ce diagnostic.

1° Nous avons examiné sur lamelles, par dissociation, sans coloration, après réaction de l'acide osmique, et après coloration des fragments, de la substance jaunâtre contenue dans le kyste de la partie supérieure de la tumeur. Ces examens ont permis d'affirmer que ce contenu était constitué par des cellules sébacées, les unes encore intactes, les autres ayant subi déjà une désagrégation complète. Au milieu de cette substance grasse, on trouve des poils de petite dimension ; ces poils ne présentent aucune disposition parallèle, s'enchevêtrent sur les préparations et n'affectent aucune disposition en touffe ou en mèche.

La paroi de ce kyste a été examinée par la méthode des coupes. Elle est constituée par un tissu conjonctif assez serré dans lequel on retrouve plusieurs éléments glandulaires. Ce sont d'abord des glandes en assez petite quantité et affectant absolument l'aspect de glandes sudoripares.

Ces glandes sont situées profondément sous le revêtement épithélial, absolument comme les glandes sudoripares de la peau.

La coupe montre également des glandes sébacées que le rasoir a tranchées obliquement.

Quant au revêtement du kyste, il est constitué par un épithélium de type malpighien absolument typique.

Les papilles manquent presque complètement; l'épithélium est formé de 5 à 6 couches de cellules au plus, trois ou quatre par places, et on peut retrouver au milieu de ces cellules un stratum granulosum bien typique en certaines places. Nous n'avons pas vu nettement l'éléidine. Implantés dans cette surface épithéliale, on observe des poils ayant à leur base des glandes sébacées remarquables par leur volume, surtout par rapport aux poils au niveau desquels elles se sont développées.

2° Un second fragment de la tumeur recueilli au milieu de la partie la plus dense a été examiné également par la méthode des coupes.

Ce fragment se montre surtout formé de tissu fibreux *sans qu'il soit possible de retrouver aucune trace de testicule.* Cependant au milieu de ce tissu fibreux on peut trouver des productions diverses. Ce sont d'abord des boyaux épithéliaux sans aucune disposition tubulaire rappelant plutôt des boyaux de papillome. Mais nulle part ces productions épithéliales ne se confondent avec le tissu environnant et ne se mêlent pour constituer l'aspect du carcinome. Dans ces boyaux épithéliaux on ne retrouve ni cellules dentelées du stratum granulosum, ni globes épidermiques.

A côté de ces productions épithéliales on observe par places des coupes de glandes sébacées bien typiques, de petite dimension.

Du côté du tissu conjonctif, on note également des productions intéressantes. Dans une coupe nous avons trouvé un petit fragment de cartilage hyalin absolument caractéristique. En aucun point nous n'avons vu de fibres musculaires, ni lisses, ni striées.

3° Au centre de la tumeur du testicule existait une production d'aspect tout à fait particulier, rappelant un bloc de feutre blanc très élastique. Ce fragment, de la taille d'une grosse noisette, est constitué exclusivement par des fibres élastiques de taille excessive, placées côte à côte, parallèlement entre elles, sans interposition d'aucune autre cellule de tissu conjonctif au milieu de ce paquet élastique.

4° Nous avons également examiné le contenu des petits kystes surtout situés à la partie supérieure du testicule et dont l'aspect était celui d'une substance gélatineuse ou colloïde absolument transparente. Cette substance amorphe renferme cependant des éléments anatomiques en grand nombre, mais d'aspect tout à fait différent. Ce sont par ordre de fréquence : des globules de graisse de volumes très différents, des cellules ovulaires, de la taille des cellules pavimenteuses d'une muqueuse, ces cellules sont la plupart bourrées de granulations graisseuses. On trouve également des fibrilles rappelant des fibrilles du tissu conjonctif, enfin de grandes cellules un peu variables de forme, mais dont quelques-unes rappellent les cellules à pied de Sertoli, des tubes séminifères. Ces cellules peuvent présenter plusieurs noyaux. Nous avons cherché dans cette substance colloïde s'il n'existait pas de spermatozoïdes, mais nous n'en avons pas trouvé.

En résumé, nous n'avons nulle part trouvé dans la masse de région rappelant nettement la structure même modifiée du testicule; elle comprend surtout des kystes à contenu sébacé, des boyaux épithéliaux d'origine ectodermique et une substance gélatineuse qu'il est bien difficile de rapprocher d'aucun tissu normalement existant dans le testicule.

Nos recherches ont été poussées plus loin pour découvrir ce qui pouvait rester du testicule, et nous avons examiné à la partie supérieure de la tumeur cette production en forme de capuchon. Là non plus nous n'avons pas retrouvé de structure rappelant le testicule. De sorte que bien que la forme de tumeur totale rappelle assez bien un testicule, rien à l'examen microscopique ne permet de retrouver cet organe. Il semble donc que l'on soit bien en présence d'un tératome vrai du testicule, d'une tumeur ayant pris la place du testicule.

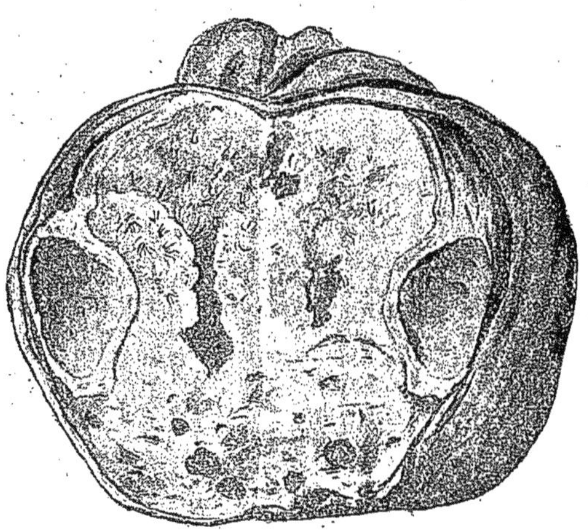

Tératome intratesticulaire.
(Observation de MM. Mauclaire et J. Hallé. — Mai 1902.)

BIBLIOGRAPHIE

Pierre Amand. — Nouvelles observations sur la pratique des accouchements, 1715, p. 79.

Meckel. — Mémoire sur les poils et les dents qui se développent accidentellement dans le corps de l'homme. *Journal complémentaire du Dictionnaire des Sciences médicales*, t. IV, p. 218. *

Geoffroy-Saint-Hilaire. — Traité des anomalies, t. III, p. 299-308.

Capadose. — De fœtu intra fœtum, p. 78. *

Lebert. — Des kystes dermoïdes et de l'hétérotopie plastique en général. *Bulletins de la Société de biol.* Paris, 1852, t. IV, p. 215.

Friedlander. — Description des rudiments osseux d'un fœtus renfermés dans le testicule d'un enfant. *Revue médicale*, 1822, t. VIII, p. 361.

Lachèze. — De la duplicité monstrueuse par inclusion. *Thèse*, Paris, juillet 1823, n° 48.

Ollivier d'Angers. — De la monstruosité par inclusion. *Archives gén. de méd.* Paris, 1827, t. XV, p. 355 et 539.

— Sur une tumeur pileuse et dentigère du testicule. *Mémoires de l'Acad. de méd.* Paris, 1833, p. 480.

Boyer. — Traité des maladies chirurgicales, V[e] édition, 1849, t. VI, p. 766.

Velpeau. — Clinique chirurgicale, 1840, t. III, p. 198.

Cruveilhier. — Anat. pathol. générale, 1849, t. I, p. 374.

Isokalski. — Histoire d'une tumeur scrotale contenant des débris d'un fœtus, extirpée par M. Velpeau, suivie de considérations pratiques sur le diagnostic et le traitement des monstruosités par inclusion. *Archives gén. de méd.*, mars 1840.

Pigné. — *Bulletins de la Soc. anat.* Paris, 1846, p. 194.

Goodsir. — *Northern Journal of Medicine.* June, 1845.

— Description of a Congenital tumour of the testis containing an osseous mass and Covered by intuge-Mentary Membrane and hairs. *The Monthly Journal of med. Science,* 1845, p. 533.

Patu. — *Journal de méd. vétérinaire,* 1833. t. IV, p. 580.*

Verneuil. — Mémoire sur la monstruosité par inclusion. *Archives gén. de méd.*, t. V, p. 641 et t. VI, p. 24, 191, 299.

— De l'inclusion scrotale. *Mélanges,* 1855, t. II.

— Rapport sur une observation de M. Beckel. *Bull. et Mém. de la Soc. de chirurgie.* Paris, 1878, t. IV, p. 302.

Tilanus. — Cysto-fibroïde congénital du côté gauche. *Schmit's Jarbücher,* 1858, t. CXV, p. 171. *

Kocher. — Traité de chirurgie de Volkmann, 1re édition, p. 391 et 2e édition, p. 533.*

Robin et Cornil. — Inclusion scrotale viscérale encéphaloïde de l'épididyme, infection générale. Mort six semaines après la castration. *Bulletin de la Soc. anat. de Paris,* 1864, p. 277-282.

Cruveilhier. — Rapport sur une observation d'inclusion scrotale. *Bulletin de la Soc. anat. de Paris,* 1864, t. IX, p. 282.

Lang. — Ein Beitrag zur kenntniss sogenannter Desmoïdcysten. *Arch. für patholog. Anat...* Wirchow, 1871, t. LIII, p. 128.

Kalning. — Zur casuistik und Kentniss der Dermoïdcysten des Hodens. *Inaug. Dissert.* Dorpat, 1876.*

Nepveu. — Note sur une inclusion testiculaire. *Bulletin de la Soc. de chir. de Paris,* 1880, t. VI, p. 685.

Lannelongue. — Tumeur congénitale du scrotum sur laquelle on peut faire plusieurs hypothèses parmi lesquelles les plus probables sont celles d'une tumeur formée par les vestiges du corps de Wolff ou d'une inclusion scrotale. *Bulletins de la Soc. de chir. de Paris*, 1880, t. VI, p. 431.

CORNIL et BERGER. — Note sur un cas d'inclusion scrotale. *Archives de physiologie*. Paris, 1885, t. III, p. 399.

SANTESSON. — Fallaf dermoïd Cyst... *Hygiœa*. Stockolm, 1875, p. 254.*

POLLARD. — Dermoïd Cyst of testicle. *Transact. of the pathol. Society of London*, t. XXXVII, p. 342.

POWER. — A dermoïd Cyst of the right testis. *Transact. of the pathol. Society of London*, t. XXXVIII, p. 224.

LE DENTU. — *Bulletin de la Soc. de chir. de Paris*, n° du 19 octobre 1897 (présent. de pièce).

— Tératome du scrotum. *Médecine moderne*, 1889-90, p. 9 et 27.

BROCA. — *Bulletin de la Soc. anat. de Paris*, 1893, p. 761.

RECLUS. — Kyste dermoïde du scrotum. *Clin. chirurg. de la Pitié*, 1893, p. 439, 450.

— Kyste dermoïde du scrotum. *Bulletin de la Soc. de chirur.*, 1893, t. XVIII, p. 548.

CHEVASSU et PICQUÉ. — *Bulletin de la Soc. de chir.* Paris, 1898, p. 62.

COVILLE. — Deux cas de kyste dermoïde du testicule. *Revue internat. de chir. et de méd.*, 1902.

MAUCLAIRE et J. HALLÉ. — Tératome du testicule. *Bulletin de la Soc. de pédiatrie*. Paris, 1902, séance du 21 octobre, p. 269-274.

DOODS et VAN HOOKS. — *Chicago medical Review*. Chicago, 1891.*

H. MORIS. — *Saint-Louis medical Journal*, novembre 1901.*

— Kyste dermoïde du testicule. *Gazette des hôp.* Paris, n° du 10 avril 1902.

MANLEY. — Mammoth dermoïd Cyst with inguinal hernia. *Kansas City medical Index Lancet Journal*, 1900, XXI (4 fig.).*

H. Carey. — Report of two testicular teratoma with a review of recent litterature. *Bullet. of the Johns Hopkins hospital.* Baltimore, novembre 1902, p. 268.*

Hayden. — *American Med. Journal,* mai 1902, p. 811.

Schlagenhaufer. — *Wiener klin. Wochenschrift,* mai 1902.*

Clarke. — Kyste dermoïde du testicule. *Transact. of London pathol. Society.* London, 19 novembre 1896.*

Arloing. — Kyste dermoïde du testicule trouvé chez un cheval. *Lyon médical,* 14 novembre 1886-87, p. 348.

Willet. — Kystes congénitaux du scrotum. *Transact. of the pathol. Society of London,* 1893, 22 octobre.*

Marcadier. — *Thèse,* Paris, 1893 (n° 3).

Pearce Gould. — Kyste dermoïde du cordon pris pour une hernie inguinale. *Lancet,* 4 novembre 1894.

Mermet. — *Bulletin de la Soc. anat. de Paris,* 1894, t. VIII, fascicule I, p. 53.

Koslowski. — Tératome du testicule. *Arch. für pathol. Anat...* Wirchow, 1897, t. CXLVIII, 1, p. 36.*

Feliciani. — Kyste dermoïde de la vaginale du testicule gauche. *Gazetta medica di Roma,* 1897, t. XXIII, p. 309-314.*

Gaertner. — Tumeur tératoïde mixte du testicule. *Thèse,* Fribourg, 1897.*

Sébileau. — In Traité de chirurgie de Le Dentu et Delbet, t. IX, p. 823 à 288 ; t. X, p. 220-242.

Monod et Terrillon. — Traité des maladies du testicule (682-698).

Monod et Arthaud. — Tumeurs du testicule. *Revue de chirurgie,* 1887, p. 166-189.

Lannelongue et Achard. — Traité des kystes congénitaux.

Répin. — De l'origine parthénogénétique des kystes dermoïdes de l'ovaire. *Thèse,* Paris, 1892 (n° 52).

Mathias Duval. — *Mémoires de la Soc. de biol. de Paris,* 1884.

Davaine. — *Mémoires de la Soc. de biol. de Paris,* 3ᵉ série, t. II, p. 183.

Retterer. — *Journal de l'anat. et de la physiol.* Paris, 1890, p. 126 ; 1892, p. 244.

Reclus et Retterer. — *Mémoires de la Soc. de biol.* Paris, 15 juillet 1893, p. 751.

Kockel. — Tératomes du testicule. *Festchrift B. Schmidt.* Leipzig, p. 153.*

Wilms. — *Ziegler's Beiträge z. path. anat.*, XIX, p. 233.*

Robert Meyer. — Kystes ectodermiques du ligament large et du cordon spermatique. *Arch. für pathol. Anat...* Wirchow, 1902, Bd. 168, Folge XVI, Bd VIII, p. 250-264.

Bandler. — *Arch. für Gyn.*, Bd. 31, 1900.*

— *Monatscrift f. Geb. u Gyn.*, Bd. 14, 1901.*

Les ouvrages marqués de * n'ont pu être consultés.

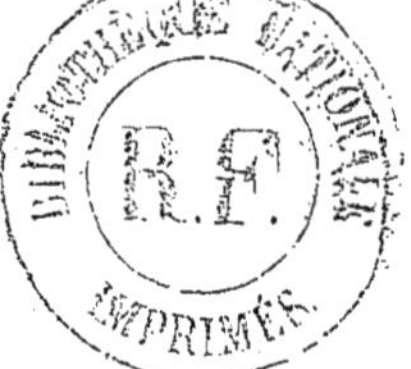

CHARTRES. — IMPRIMERIE DURAND, RUE FULBERT.

www.ingramcontent.com/pod-product-compliance
Ingram Content Group UK Ltd.
Pitfield, Milton Keynes, MK11 3LW, UK
UKHW020358230726
13925UKWH00003B/1171